Philosopher's Stone Series

哲人石丛书

立足当代科学前沿

彰显当代科技名家

绍介当代科学思潮

激扬科技创新精神

策　划

哲人石科学人文出版中心

当代科学思潮系列

What is Health?

Allostasis and the Evolution of Human Design

何谓健康
大脑如何影响高血压、肥胖和成瘾

〔美〕彼得·斯特林 著

何士刚 译

上海科技教育出版社

对本书的评价

◇

彼得·斯特林是一位卓越的神经科学家,他在应变稳态方面的工作推动了对我们的大脑及其功能结构的理解。《何谓健康》延续了深刻的学术工作,并促使我们反思如何提供医疗服务及如何培养下一代医疗服务从业者。

——卡特里娜·阿姆斯特朗(Katrina Armstrong),
麻省总医院院长

◇

这个关于人类身体之智慧及我们控制身体手段之贫乏的明晰故事,对在当下个人和星球的危机中如何过好我们的生活具有深刻的提示。一个对智人绝妙且忧心忡忡的致敬。

——托·诺润川德(Tor Nørretranders),
《用户幻觉和慷慨之人》(*The User Illusion and The Generous Man*)的作者

◇

这个出色且有远见的神经科学家从现代生活的喧闹和混乱中跨离了一步,回到了第一原理。他提出,我们应该以脑功能定义我们的目标,并作出实现这些目标所必需的政治决断和经济决断。当正确理解时,大脑告诉我们什么是对我们有好处的,然而我们有时未经思辨的选择会将我们引向错误甚至致命的方向。一本精彩和重要的书。

——沃尔弗拉姆·舒尔茨(Wolfram Schultz),
剑桥大学教授,2017年大脑奖获得者

◇

彼得·斯特林带领我们对自身的历史进行了一次深刻的巡视，从单个细胞到智人的演化。理解身体对环境适应的方式会产生一个又一个惊人的洞见。你将以前所未有的方式审视疾病、成瘾和健康。

——基思·佩恩（Keith Payne），

《损坏的梯子》（*The Broken Ladder*）的作者，

北卡罗来纳大学教堂山分校心理学和神经科学系教授

内容提要

　　智人作为一个物种出现在20万年前。带着火、简单的工具和一个人人平等的社会观念，我们迅速占据了地球的每一个角落。但如今，尽管我们拥有极其先进精良的工具，高度不平等的社会制度却威胁着我们的可持续性发展。许多人失去了生活的欲望，迷失于酒精、过度饮食甚至自我伤害，我们中的有些群体甚至面临着总生育率跌落至远低于维护人口稳定所需的水平。我们为何沦落至此？未来将何去何从？

　　在这本书中，作者认为，我们需要从个人身体的最基本层面到社会大环境，去全面审视"何谓健康"。自然选择将每个生物体设计得尽可能高效地利用资源。我们的大脑预测未来的需求并调控代谢、生理和行为，以确保"恰到好处、及时足够"地递送身体所需的能量与物质。这就是所谓的"应变稳态"，毕竟，预防出错比改正错误更能节省能量。预测调控需要通过学习来实现，为此，大脑用一个脉冲的多巴胺（它使我们体验到一次短暂的满足感）奖励每次正向的惊喜，以鼓励学习行为。

　　然而现在，获得食物和舒适感不再是惊喜，我们被剥夺了日常小奖励——维持积极行为和良好情绪的基础。

由于缺乏日常小惊喜，我们坐卧不宁，只能通过消费寻求新的奖励：比如用暴饮暴食、滥用药物等来刺激多巴胺大量释放。在这种情况下，身体需要越来越强烈的刺激才能感到满足，最终，我们不仅常常高血压、肥胖傍身，还容易陷入成瘾的泥潭。

当前标准医疗手段是通过阻断奖励机制来治疗成瘾，但这个策略起效的同时，也阻碍了满足感的获得，甚至加深了绝望。当前标准经济学理论指出要促进"发展"以提供更多"就业"，但缺乏挑战、缺乏满足感的工作并不能帮人们真正解决问题。因此，作者强调，为了恢复健康，我们需要从个人层面到社会层面，去扩展获得小满足的机会，从而拯救奖励系统，避免其陷入病态。

作者简介

　　彼得·斯特林（Peter Sterling），宾夕法尼亚大学医学院神经科学教授。他主要研究神经环路，曾与西蒙·劳克林（Simon Laughlin）合著《神经设计原理》（*Principles of Neural Design*）。他是一名社会活动家，参与了诸如"自由之旅"的民权运动，以及反对采用如心理手术、电休克和神经抑制药物等有损大脑的手段治疗精神紊乱。

中文版序 1

　　何士刚教授最近的译作付梓在即，嘱我为之作序。该书作者是我熟悉的视觉研究的大家彼得·斯特林（Peter Sterling），他向以对哺乳动物视网膜神经环路的精细研究著称，如今竟有健康领域的科普作品问世，实属始料未及，乃忙不及迭，漏夜一睹为快。读后方才明白，我的这位美国同行确实对健康问题有理论上的认真思考。他提出了一个新观点，概括来说就是，人类的各种生理功能（以指标显示其是否正常）和行为，固然有其细胞机制和分子机制，但总体上都受到大脑的调控。一言以蔽之：绝对是大脑说了算！而这种调控借助学习、记忆、文化、知识等完成，是一种主动的过程，其目标是对调控的力度作出预测，使机体能按需求作出迅速和适度的反应；如果功能和行为（特别是精神活动）的变化，超出了可调控的范围，人体就不再健康。他把这种稳态称为应变稳态（allostasis），即通过变化来达到稳态，这是对传统的内稳态调节概念的重大挑战。

　　第一章到第四章的内容几乎都是为上述的理论假设做铺垫。他从一名患有遗忘综合征的青年的感知迷失谈起，介绍了在进化不同"纪元"，细胞水平和分子水平上的各种变化，重点是第四个纪元智人大脑的特化和发育。然后他论述了进化对人类作出的"设计"必须强烈且高效，不然人类就无法生存和发展，在此过程中，大脑显示出对生理功能和行为越来越强的控制，以至于到了侏罗纪哺乳动物出现时大脑对生理活动的调控开始起主导作用。作者随后引入了"应变稳态"的概念，解释了这种稳态与传统的内稳态之间的差异，特别是尼安德特人大脑被按若干原则展开的惊人的发育。在这一章节，作者作为一名视觉研究的行家，展示了他对视觉如何快速扩张信号及神经计算的细致分析，以及对知觉和运动控制的模块设计的诠释。经过这些知识的铺垫后，他对应变稳态的理论作了提纲挈领的归纳，并强调了他的这些观点对于解决健康问题的重要性。

通览全书，作者作为一名卓越的神经科学家，在论述中挥洒自如、旁征博引，充分展现了他宽广的学术背景和对问题深刻的思考，他所提出的理论假设又正是他在青少年时期参与多种社会活动的背景的映射，于是这本书可以说生动体现了作者如何以严谨的科学事实为依据，为正确解决重大社会问题背书，这一经验很值得我们借鉴。当然，他的这种高格调的对科学问题的分析，富有逻辑性的学者型叙述风格，使得阅读本书可能会是一场不轻松的挑战，而非闲暇时的消遣。但是我相信，其结果必然会以知识上的满足和学识上的长进为奖赏。本书的这一特点也是对译者的功力的一场严格的考验。士刚教授的语言和学术功底都是我十分欣赏的，虽然他深藏不露，只是偶露"峥嵘"。在我记忆中，他第一次显示其才华是2015年在乌镇举行的中国神经科学学会学术年会上，第二次就是他对本书的出色的翻译，他译文正确（"信"）、流畅当无可置疑，在"达""雅"等方面也可圈可点，尽管有些段落的译文书卷气似乎略重了一点，不过，这浓重的书卷气却正体现了作者特殊的风格。

"何谓健康"，至今未有定论；各抒己见，正是学术繁荣之本。我毫不怀疑，将会有一群高学历、高水平的学人成为本书的拥趸，从而使作者的观点引起学术界特别是医学界更多的关注。

承士刚教授雅嘱，是为序。

杨雄里

中国科学院院士，复旦大学教授

2024 年 3 月于上海

中文版序 2

本书的作者彼得·斯特林是一位神经科学家，但他可不是你平常见到的那种美国神经科学家。用他自己的话说，他文化背景是犹太人，心里是个共产主义者。这本书也不是那种普通的神经科学论著，而是一位终生关注社会运动的神经科学家对人类精神健康的深刻反思。

彼得和我的师生情谊已经近30年了。第一次见到彼得是我在宾夕法尼亚大学读研究生时，选了他主讲的课程"结构神经科学"。结果发现，这门课其实是讲神经解剖学的。课程内容包括在利迪实验楼（Leidy Labs）地下室里，闻着气味浓烈的福尔马林解剖人和其他动物的脑子，还要背诵许多枯燥的解剖学术语。不过，整个课程有趣得多，彼得会不停地向学生提问，这些问题不仅像我这样心理学背景的学生回答不上来，连生物学背景的同学也常常答不出来。比如，他会问我们，一个突触小泡里有多少神经递质分子，释放后有多少能有效激活突触后受体？这些问题，我后来成为教授时在课堂上也经常问学生，国内的年轻学生也基本回答不上来。

很多时候，我们读教科书，以为自己懂了，实际上还有太多重要的问题我们不懂，甚至连问都没想到去问。

当时我对神经计算很感兴趣,但上了彼得的课后发现自己对神经系统一无所知,就问彼得能否去他的实验室轮转一下。"热烈欢迎,你先来我办公室聊聊。"尽管彼得以他的应变稳态理论而闻名,但他个人的研究主要集中在视网膜上。当我走进他在约翰·摩根楼地下室的办公室时,他首先非常自豪地给我展示了他在本科时参加20世纪60年代民权运动被逮捕入狱的照片,然后才开始介绍他的研究课题。

我在彼得实验室的轮转是由当时的助理教授濮鸣亮博士带领的,他后来回国在北京大学做了教授。濮老师教我做单细胞标记,通过共聚焦显微镜观察ON/OFF亚型的α细胞和β细胞的三维形态学差异。在激动地标记了几十个细胞后,我觉得形态学研究开始变得枯燥乏味。彼得注意到了这一点,给了我一本书 Zen in the Art of Archery(《禅与射箭的艺术》)。这种强调勤学苦练,最终技术达到出神入化的东方哲学,与我最初去美国学习科学前沿的愿望大相径庭。

在经历了一段时间的思想斗争之后,我决定离开彼得实验室,去神经电生理学实验室看看。由于彼得希望我留在他的实验室做博士论文,我本以为告诉他我要换实验室他会跳起来,但他只是平静地说:"我的实验室其实也有助理教授研究神经电生理和神经计算。"我鼓起勇气回答:"我不想再花时间在视网膜上了,想探索一下更高级的系统。"出乎我的意料,彼得没有生气,反而开始和我讨论其他可能符合我研究兴趣的实验室。

最后他说:"欢迎常来,我永远有时间和你聊天。"我后来在佩克尔(David Perkel)实验室做博士论文,研究鸟鸣系统的电生理特点,并请彼得担任我的论文指导小组委员。我经常找时间去他那里聊聊天,偶尔还有机会参加他家的派对。最让我印象深刻的两次谈话是,一次他拿起一期《时代》(Times),封面是上海铺天盖地的起重机,他说:"你以后应该回中国去。"这句话让我意识到,虽然当时绝大多数中国学生去了美国都希望留下来，但其实回国发展也是一种选择。

另外一次，我因家里经济实在困难，需要做两份额外工作补贴家用。彼得看到我因长期睡眠不足而显得非常疲惫，便问起原因。我坦白相告，并告诉他，计算机系的同学帮我找了一份收入是我奖学金8倍的工作，为了养家，我可能需要放弃心爱的学术生涯。他问："你现在需要多少钱才能熬过去？"我回答说需要3000美元。"你明天来我办公室，我来帮你。"第二天，他给了我一张5000美元的支票。这笔钱一直到我博士后第二年才还给他。收到我寄给他的还款支票后，他在电子邮件里说："我本来没指望你能还这笔钱，这样也好，我可以帮助其他人。"

事实上，彼得以各种方式帮助了不少学生，包括好几个中国留学生。他退休后，和太太萨莉(Sally，宾夕法尼亚大学生物系教授，曾是系主任)在巴拿马买了一个柑橘农场，所有收益都给了农场工人和附近的居民。显然，他受到都是美国共产党人的父母影响，是名副其实的。

2004年我回国工作前，开车8小时带着家人去给他和师母萨莉告别。之后我们也时常通过邮件保持联系。最后一次见到他，是2015年，他和萨莉退休时正好在美国马萨诸塞州的家中。在树林中散步长谈时，我提到转向研究抑郁症，希望能更准确地理解治疗该病的神经环路机制并找到更好的疗法。

"我觉得你的思路是错的，"他说，"抑郁症归根到底是社会的问题，找新药物不是出路。"和往常一样，我们的谈话中充满了不同的观点。我坚信新疗法的重要性，并带着一丝嘲讽开玩笑说："我知道你想继续推销你的应变稳态理论。"

虽然我当时嘴硬，但和彼得的最后一次深入交谈让我不断思考许多精神疾病背后的社会因素。在本书中，彼得从进化的角度宏观描述了动物神经系统如何积极主动地调整以适应环境，而不是被动地维持机体稳态。例如,我们通常认为人类的体温维持在37℃,但这种简化的观点几乎是错误的。首先,实际上我们的体温并不是恒定不变的,而是有昼夜差异,并会根据特定的压力或情境发生变化;其次,这种调整是全面的,涉及全身多个器官的应变;最后,我们可以根据过去的经验和对未来的预期,通过增减衣物等方式主动调节体温。推而广之,人类的各种生理指标和行为都受到大脑基于学习、记忆、文化、知识等因素的影响,被积极主动地调控。而许多精神疾病,也许是超出了脑应变稳态的调节能力导致的。

彼得提到的美国社会"绝望之死",包括自杀、毒品成瘾、卒中、肥胖等健康问题,并不仅限于美国,而是人类社会现在及将来面临的重大挑战。他强调,人类大脑更多地适应于进化过程中的狩猎采集(或曰狩猎采摘)生活方式,需要紧密的人际交流、社会合作、大量运动和频繁且不可预期的小奖励。然而,近几十年来社会组织和产业模式的急剧变化改变了人类的生活方式,减少了人际交往的机会,并使人们更容易获得大量非天然的奖励(如毒品),导致多种精神疾病的发生和发展。虽然他对背后的神经机制的描述(比如对多巴胺系统的简化描述)可能不完全准确,但他对进化的宏观视角仍然令人耳目一新。新技术不断快速改变人类的生活方式,例如如今大部分人通过手机获得主要的奖励和快感,这些变化将如何影响人类的精神健康,以及我们现代人需要如何在个体层面和社会层面进行调整,都值得深思。

回想起来,我非常幸运能从多位导师那里获得宝贵的指导。我的研究生导师佩克尔强调科研需要扎实,我的博士后导师卡茨(Larry Katz)则特别在意创新的重要性。但是,也许连彼得自己都没有预料到,他作为一位授课和轮转老师,会对一位成长于遥远中国山村的学生产生终生的影响。他不仅强调了科学家的社会责任,还鼓励我们进行宏观思考(think big)。在近30年的交往中,他让我意识到学习和提高的空间永远存在。我期待本书的读者也能享受彼得对人类健康问题的独特视角,并从中启发自己的批判性思考。

罗敏敏

北京脑科学与类脑研究所所长,新基石研究员

2024年3月于北京

献给约瑟夫·艾尔（Joseph Eyer，1944—2017）：
我的朋友和引航者，自己却迷失于"心"辰大海

目 录

前　言

　　我的职业生涯对两件事情充满激情，一是通过研究环路细节来理解大脑，另一是广泛参与我所处时代的推动社会进步的活动。这两种激情都源于我的学生时代，第二次世界大战后的几十年。当我还是青少年时，神经生理学家就首次记录到了眼内单个神经元的电脉冲，神经解剖学家首次用电子显微镜观察了神经突触*。没过几年，我就得以在他们的实验室实习，之后在我自己的实验室使用这些方法，最终我成了研究视网膜神经环路的结构和功能的专家。[1]

　　同样在我的青少年时代，亚拉巴马州蒙哥马利的黑人公民赢得了他们对公共汽车的抵制抗议，开始能够和所有人一样坐到前排。而当北卡罗来纳州格林斯伯勒的黑人学生静坐抗议，争取在公共午餐柜台用餐的权利时，我还是康奈尔大学的学生。很快，我在纽约的伊萨卡组织了声援他们的活动。我也去密西西比参加了自由之旅。[2]在凯斯西储大学读神经解剖学博士期间，我常常从显微镜边溜走，到中央区（俄亥俄州克利夫兰市最贫困的黑人区）挨家挨户敲门拉票。在博士后阶段，在波士顿滴水成冰的凌晨，我会作为反战人士在征兵中心巡逻，然后回到哈佛医学院的示波器边取暖。

　　我总是痛苦地纠结，不能确定我到底属于实验室还是街头。最后，

---

　　*神经元之间形成联系的特化结构。——译者

作为宾夕法尼亚大学的初级教员,我遇到了同样是生物学家和社会活动家的沃尔德伦(Ingrid Waldron)和艾尔(Joseph Eyer),他们鼓励我更加深入地思考我在街头的经历。

在中央区扫街拉票时,我注意到应门的人常常有偏瘫,脸向一边下垂,口齿不清,拄着拐杖。在我导师研究从大脑皮层到脑干及脊髓之间联系的实验室里,我学到了这种被称为偏瘫的疾病是由于卒中而切断了这些重要的神经联系。而卒中又经常是因为原发性高血压(慢性高血压)引起的。在我长大的白人中产社区以及我为反对越南战争而去扫街拉票的布鲁克莱恩(波士顿的富裕白人社区),我从未见过卒中病人。我记得中央区曾经是犹太人聚居区,我祖父也曾作为犹太漆匠工会成员被禁锢在那里,而我祖父也曾罹患高血压和早期卒中。因此,高血压似乎是高社会压力引起的。

但这是什么原因呢?"原发性"用作医学术语时表示原因不明。但事实上原发性高血压已经有了标准理论。如果摄入的盐多于肾脏能够排出的量,循环系统中盐水体积增加就导致血压上升。根据这个理论,黑人易患高血压是因为很遗憾他们的肾脏在遗传上不能耐受盐,这与大脑无关,与种族歧视无关。

然而在浏览细胞结构的文献时,我看到了显示神经元和肾脏内分泌细胞形成突触联系的电子显微镜照片。这些肾脏细胞分泌一种激素,使肾脏保留更多盐分并使血管收缩。经由这个简单的通路,大脑可以同时增加盐水体积和减少血管容积,产生使血压上升的协同作用。通过更深入的文献检索,我发现,神经联系可以到达很多其他内分泌细胞,比如分泌胰岛素、胰高血糖素、皮质醇等的细胞。在搜寻伤害社会健康的凶器时,我竟然发现了一个军火库。[3]

当我发现社会可能通过影响大脑活动从而深刻影响生理活动这个线索,我的社会活动就从街头转移到图书馆以学习更多知识,随后转移到课堂，与同事和医学生分享我的洞见。理所当然，我遭遇到了猛烈的抵抗。值得尊重、完美无缺的内稳态概念依然是医生们的舒适区，就是说，除了紧急状态，不需要大脑，局部的纠错机制就能实现恒定。所有医学教育至今仍然以这个思想为中心。但实际上，绝大多数参数并**不是恒定的**，只有少数几个才是严格固定的。虽然局部纠错机制也是方程式的一部分，但大脑绝对是说了算的。

应变稳态的诞生

对内稳态的简单批评并不十分成功，但艾尔和我对我们的理解却更加自信，于是我们提出了一个更加宽泛的假说。我们认为，生理调控的关键目标并非保持严格恒定，相反，这是一种灵活的变化，它预测机体的需求并使这些需求及时地得到满足。这个模型明确了大脑处于主导地位的原因：预测并满足需求比坐等错误出现再改正更加高效。为了这个"预测调控"模型能够挑战内稳态（homeostasis）模型，需要给它一个名字。接受一位古希腊语教授的建议，我们将其命名为应变稳态（allostasis）模型，意思是通过变化实现稳定。[4]

有人批评应变稳态只是毫无新意的花哨名词，[5]但它确实提出了一些具体的、在任何医学教科书里都无法找到的定义健康和疾病的原则。内稳态模型将健康定义为一系列正常的检验数值，而疾病为不正常的数值；应变稳态模型则将健康定义为正常的应变能力，而疾病为应变能力的衰退或压缩。从治疗角度看，内稳态模型强调利用药物钳制出了问题的参数，比如用两三个药物控制血压，另外的药物控制血糖和血脂，等等，但这些药物会减弱适应变化的能力。应变稳态模型却恰恰相反，它强调干预方式是，要增强适应变化的能力。[6]

人体设计原理

即使离取代内稳态模型还相距甚远,应变稳态模型也逐渐获得了一些关注。[7,8]但困扰我的是,这个理论源于自上而下的思考——从社会到细胞,而科学家们喜欢自下而上地建立理论。我开始琢磨:在演化中应变稳态是何时出现的? 如果它在早期出现而且非常保守,那说明它应该是非常根本的,是对某些深层约束的回应。如果我们人类与更早的物种共享这个约束,那我们自身设计的哪些方面能够被认为是人类特有的呢? 这些问题正好与我职业生涯后期的两个发展吻合。

我实验室的研究从视网膜环路的简单描述转向更广泛的设计问题。视网膜的设计似乎是最优化的视觉信息处理。[9]在与精通信息论的物理学家合作探索这个概念的实验中,我们发现,一些设计特征确实可以在给定的空间和能量投入下最大化信息传递。[10]当我快要关闭实验室时,我和另一位视觉科学家同时也是信息论和能效专家,一起撰写了一本科普书,提出了大脑设计的十项原理。[11]而这些原理之一正是预测调控,即应变稳态。因此,我们从原理上发现了从有效大脑设计到有效生理调控的路径。

这时我又一次从实验室溜出去,但不是去扫街拉票,而是去了中美洲荒野。我阅读过无数关于狩猎采摘(猎摘)部落和市场前农耕部落低血压的描述,我希望能亲眼见证一些。于是,和我充满冒险精神的妻子一起,我们寻访了很多原住民,哥斯达黎加东部塔拉曼卡山区的布里布里人(Bribri),洪都拉斯的佩谢人(Pêche),巴拿马西北部的那索人(Naso),巴拿马达连地区的安贝拉人(Emberá),巴拿马奇里基高原的恩格贝人(Ngöbe)。我两次穿越南北美间地峡的丛林小径,访问过到最近的集市要步行两天的微小社群。最后,我们在奇里基地区购买了一个小农场,与管理农场并在此劳作的恩格贝家庭关系密切地生活了15年。

虽然不能替代正规的人类学和农艺学训练，但这次"实习"提供了大量机会，窥视被化石燃料和漫长正规教育主导之前人类的生存方式。我们正赶上了，并得以观察他们的实用技术、社群生活以及与自然的关系。随后，我们见证了，也是在我们有意无意的帮助下，这个社群的市场前生活方式被持续侵蚀，向现代生活转变。这段经历为将应变稳态和其他设计原理与社会变革相联系，提供了脚踏实地的机会。这也是我希望本书能够表达的意图。

对读者的请求

因为这个故事在很长的时间尺度（生命在地球上存在了10^9年）和很大的空间尺度（蛋白质到人相差大约10^9量级）上展开，所以关于什么是事实的争论可能不可避免。我已经试图对这种不确定性保持清醒的认识，并使叙事基于已被普遍接受的事实。读者可以评估用这些事实编织的故事，对此不同的人可能会有不同的编法，但其基础应该是没有争议的。我会在讲故事的过程中尽量避免使用专业术语；为了进一步缩减无用的术语和放到括弧里的解释，我有时只用缩写。所以，读者只要能把握足够的内容，就可以继续阅读。若需要更多的解释，可以参考查阅引证素材丰富的维基百科。

还有一个关键的瑕疵：人类考古学和人类基因组学的研究正在经历一场革命，每周都有精彩的新发现、新结果涌现。所以，人类出现时间和迁移时间的确认日新月异。但讨论演化又不能没有一些时间的锚定点。因此，我明明知道不可能长久，还是选择了一些目前来看最合理的时间点。但另一方面，这些更新对我要讲的故事不会有太大影响。不论智人出现在15万年还是20万年前，是6万年前还是7万年前离开非洲，都不会改变故事的主线。第四章的智人迁徙信息可能已经过时到足以惹恼一些分子人类学家，但对其更正并不改变我的基本论点。

靠谱的科学写作和医学写作,要求详细引证。作者必须预期怀疑者"哦,是吗？让我看看证据"的反应,但这会成为另一些读者快速阅读一个宽广而严密论证的故事的障碍。我的折中方案是在写作过程中详细标注引用,最后将其移到注释部分。这可能会取悦"兔子"但惹恼"乌龟"——后者每前进一步可能都要核实文献。我的整个职业生涯都在服务"乌龟",请允许我服务一次"兔子"。各种引文,包括章节开始和内部的引文,都为简洁而进行了编辑。

致　谢

几年前,我和妻子观看了赫拉利(Yuval Harari)的题为"人类简史"(Sapiens: A Brief History of Mankind)的演讲系列,随后读了同名图书。他讲述关于我们物种的宏大故事的勇气激动人心,尤其是历史学家极少像他一样坦承:我们是动物。再回顾时,我感觉赫拉利描述我们的生物学及演化过程时太过匆忙了。在此我试图改正这一点,但我希望感谢他激励性的共享。另一本激动人心的书是戴蒙德(Jared Diamond)的《枪炮、细菌和钢铁》(*Guns, Germs, and Steel*)——感谢其原创性、可读性和对准确性的保证。对于进化的现代观点,《生命的合理性》(*The Plausibility of Life*)是基施纳(Marc Kirschner)和格哈特(John Gerhart)的杰作。当然,还有无与伦比的达尔文(Charles Darwin),以及他的《物种起源》(*On the Origin of Species*)和《人类的起源》(*The Descent of Man*)。

我在灵长类学方面的教育受益于阅读赛法特(Robert Seyfarth)和已故的切尼(Dorothy Cheney)的作品,尤其是《狒狒的形而上学》(*Baboon Metaphysics*),以及我们在博茨瓦纳莫雷米保护区他们的研究营地的奇妙逗留。还有就是才华横溢、可读性强的博伊德(Robert Boyd)和西尔克(Joan B. Silk)的《人类如何演化(第8版)》[*How Humans Evolved* (8th ed.)]。

我深深感谢维基百科、PubMed和宾夕法尼亚大学图书馆等机构对这个项目的支持,尤其是那些哪怕在周末也有接近实时的人工支持。我的研究生、博士后教育以及我实验室近半个世纪所有的研究都是国立卫生研究院支持的,我个人特别感谢并对这个建立得如此辉煌的联邦机构表示敬意。

我无法用语言表达对我已故父母多萝西(Dorothy)和菲利普·斯特林(Philip Sterling)的感谢。他们尽责地关爱和监护子女,饭桌上永远包含我和姐姐安妮(Anne)一起参与的广泛讨论,有时还有一些有趣的客人——麦卡锡时期联邦调查局的在逃人员。我的父母给我们提供了社会活动的榜样:一以贯之,慷慨共情,还有出色的写作能力。我姐姐,安妮·福斯托–斯特林(Anne Fausto-Sterling)教授,以其无畏的社会生物学变异扩展了家庭传统。我感谢与她的持续交流。我还感谢早期的保姆,充满爱心的雅内塔·史密斯·李(Annette Smith Lee),她那牙买加乡村的故事在我心里种下了热带的梦——我现在正生活在这样的梦境中。她对被尊重的坚持令我尤为难忘。

为我早期在哈得孙河谷的农场经历,我要感谢查尔斯·莱斯特·赖斯(Charles Lester Rice)和南希·阿姆斯特朗·赖斯(Nancy Armstrong Rice),在我失眠的那些夜晚,我通过重温早晨与莱斯特一起挤奶和喂鸡的杂活使自己平静。我深深感谢学术导师施奈德曼(Howard Schneiderman)、凯珀斯(Henricus Kuypers)、胡贝尔(David Hubel)和维泽尔(Torsten Wiesel),在如此短暂的时间内得到如此精彩的教导,有些连他们自己可能都并不自知。

我感谢萨莉·齐格蒙德(Sally Zigmond)、劳克林(Simon Laughlin)、纳尔逊(Philip Nelson)、珀尔曼(Alan Pearlman)、凯拉(Kai Kaila)、丹普尼(Roger Dampney)和伯根(Joseph Bergan)对每一章的阅读和精辟评论。还有舒尔金(Jay Schulkin),他地位特殊是因为他读过并评论了第一篇关于应变稳态的论文,以及从那以后的每一篇都有他的评论。

我还感谢霍尔（Zach Hall）、柯林斯（Robert Collins）、沙因（Stan Schein）、格拉纳多斯（José Tapia Granados）、里波尔斯（Pablo Ripollés）、斯泰格利茨（Jonathan Steiglitz）、西尔克、博伊德、巴尔托（Andrew Barto）、蒙塔古（Read Montague）、舒尔茨（Wolfram Schultz）、阿斯图米安（Dean Astumian）、塞尔泽（Michael Selzer）、马斯兰（Richard Masland）和博格休斯（Bart Borghuis），感谢他们对特定章节的许多深思熟虑的评论。

我感谢麦克尤恩（Bruce McEwen）、多尔曼（Mary Dallman）、利文斯通（Margret Livingstone）、奈特（Zachary Knight）、布莱辛（William Blessing）、马克（Allyn Mark）、格利姆彻（Paul Glimcher）、塞格尔（Amita Seghal）和利伯曼（Charles Liberman）的慷慨通信。

我感谢以下人士对这个项目的持续鼓励和支持，以及对章节的评论：普赖斯·彼得森（Price Peterson）、马林（Michael Mullin）、韦尔德（Tom Werder）、韦德（Dan Wade）、兰扎（Guy Lanza）、塞德曼（Irving Seidman）、克里格（Neil Krieger）、登布（Jonathan Demb）、佩尔格（Janos Perge）、斯特里克（Peter Strick）（也为图6.3）和巴拉苏布拉马尼安（Vijay Balasubramanian）。

为我们在巴拿马在自然、农业和社会方面的丰富体验，以及为他们的友谊，我深深感激苏珊（Susan）和普赖斯·彼得森、埃尔顿（Charlotte Elton）和斯波尔丁（Raphael Spalding）、欧金尼奥（Eugenio）和乔安妮·李（Joanne Lee）、玛乔丽（Marjorie）和史蒂夫·萨尔内（Steve Sarner）、托尔比奥（Edward Toríbio），以及平松（Milagros Sanchez Pinzón）。为将萨莉和我介绍给哥斯达黎加约金的布里布里社区，我感谢麦克拉尼（William McLarney）、已故的巴内加斯（Benson Vanegas）和马夫拉（Maribel Mafla）。

我将深切、特别的谢意致以马里亚诺·加利亚多（Mariano Gallardo）及其妻子尼尼亚·泽普蒂莫·加利亚多（Niña Séptimo Gallardo）以及他们所有美好的孩子和孙子女，感谢他们多年来的帮助和教导，以及与我们在农场共享生活。

　　我对麻省理工学院出版社及其团队在这个项目中所做的所有努力表示感激,特别是我的编辑普赖尔(Robert Prior)及其助理博诺(Anne-Marie Bono);感谢坎托－亚当斯(Deborah Cantor-Adams)和格雷戈里(Regina Gregory)的细致编辑;感谢赖利(Mary Reilly)对图表智慧和优雅的处理。

　　感谢布劳迪(Iris Broudy)的仔细校对和索引编制。

　　一段时间以来,我的妻子萨莉已经成为我们的主要供养者,几乎提供了所有的卡路里和肉类——以及处理除了写作以外的一切事务——并以不屈不挠的耐心和良好的幽默感应对一切。如果朋友们现在问:"你完成这本书后会做什么?"答案就是:"做萨莉要求的任何事!"

　　最后,我感谢我的孩子们,艾米丽·格雷夫斯(Emily Graves)和丹·斯特林(Dan Sterling),感谢他们的存在和爱,感谢他们令人钦佩的神圣实践,以及自从他们来到这个世界以后,以所有方式丰富了我的生活。

◇ 引言

迷失的水手

萨克斯(Oliver Sacks)医生曾经在国家公共电台讲过一个"迷失的水手"的故事.一个名叫吉米(Jimmy)的病人,曾经是个水手,才40多岁,却被关在天主教会办的老人院里。[1]吉米18岁后的记忆都丧失了,新的经验只能保留几分钟。虽然萨克斯医生慢慢了解了吉米而且对他颇有好感,但这并不是双向的。对吉米而言,萨克斯医生永远都只是陌生人。因为缺乏记忆,吉米无法建立人际关系,所以他有些郁闷和易怒。

萨克斯感到困惑,到底是什么维系着一个如此孤独的人。他问了一个照顾吉米的修女:"你觉得吉米有灵魂吗?"

"当然! 你应该看看他在教堂里的样子。"于是萨克斯看到了在教堂里,圣乐和仪式将吉米从日常的焦虑中解脱出来。吉米在花园劳作时,也有类似的解脱。

我要了录像并在我给一年级医学生上的神经科学课上播放。当音乐声渐息,我情绪激动到几乎不能言语,只是含混地哼了声"好"。很多手举了起来,最初的反应是可爱的:"损伤在哪里?"我预期会有这个问题,因为所有的课程,生理学、生物化学、细胞生物学、神经科学和药理学,从第一天就开始了这样的训练:缺陷是什么? 损伤在哪里? 这是什么病?

　　我告诉他们,吉米的病叫作遗忘综合征(又称科尔萨柯夫综合征),是酗酒导致硫胺素缺失引起乳头体神经元丢失(图0.1)。然后我说明了播放这段录像的原因。

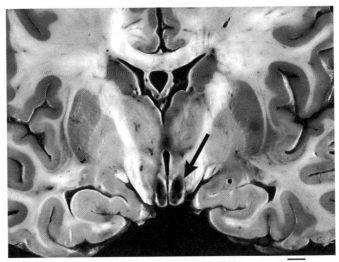

5毫米

图0.1　遗忘综合征的脑损伤包括乳头体及各个相关结构的损伤。图中显示人类前脑的冠状切面。箭头指示右侧乳头体,其中变暗的是变性部分

　　这并不是要展示一个为考试而学的有趣的小事实,也不是要用"这么少的神经元可以产生如此特异、如此灾难性的损失"来引起他们的兴趣。[2]医学生们一直被令人惊奇的事实淹没,要不就见怪不怪了,要不就疯了。我希望展示的是充满共情的好奇心可以带来的可能性,以及愿意探索标准的实验室规范和临床规范之外的回报。萨克斯只是在特定的时间逛进了教堂,就获得了人类对神圣感深深的需求及其疗愈能力的提示。

　　对此,一个班20来名医学生中,通常有三分之一展示出强烈的共情,另有三分之一开始只关注"损伤",但随后会展示一些共情能力。他们会理解,萨克斯的问题"是什么维系着一个人"比"损伤在哪里"来得

更加深刻。他们可以理解将这些问题联系起来的价值,思考《圣母颂》(Ave Maria)如何凝聚支离破碎的个性。³为了支持这样的学生、培养这样的冲动,在许多年里我反复播放那段录像。

余下的学生对这个故事和随后的讨论表现出明显的不耐烦,手指开始敲桌面,腿开始抖动,眼珠开始打转。对于我们可能不只是肌肉加血液加皮肤加骨骼的想法,这些学生感到不适。对他们而言,疗愈可能需要安抚灵魂的想法是几乎不能忍受的,就像宣称宗教的胡言乱语和拔草劳作可以治愈吉米。⁴我可能没有很好地服务这些学生,因为我对超出神经科学的胡言乱语之外的奇迹十分关注。那时,维系了20年的婚姻刚刚垮塌,我也是一个迷失的水手,在寻找自身的完整性,并在我的宗教根脉中找到了一些。

至此,吉米在天主教堂和我本人在犹太教堂的经验似乎赋予我一些对机制的理解。圣乐模拟了人类表达愉悦和悲伤时语音的音色及音程。⁵音乐在我们与先辈之间建立了联系,并在我们以此为目的而演化出来的神经环路中诱发了统一的神经活动模式。吉米的治愈正是保留了这些环路,虽然酒精损坏了其他能够形成新记忆的神经环路。

犹太赎罪日上使我热泪盈眶的圣乐仿佛在提醒我,可能我犯了与我部落祖先同样的错误。虽然我终生都是无神论者,但缺乏对超自然力量的信仰似乎并没有干扰我对音乐和群体祈祷产生情绪反应。眼泪可以在几分钟或者几小时之内缓解压力,但更持续的解脱需要我再做点什么,比如寻求我冒犯过的人的宽恕。我的第一个实验是找到一位我一时冲动冒犯过的老教授道歉,寻求他的谅解。这成功了,当然,对我们俩而言都成功了。

寻求宽恕和给予宽恕能给当事双方如此多的满足,这使我开始疑惑这个方法为什么没有出现在我们的课程中。我想起北美东北部的易洛魁人将疾病归因于人际压力,并通过寻求原谅和给予宽恕的繁复仪式进行治疗。⁶如果寻求原谅能够与分子生理学在机制上产生联系,这将成为一个"新的"强大的治疗工具。这使我对文献中的可能线索更加警觉。

我们都是水手

那时,如果有学生问"什么让你如此感动",我还不能解答,但几十年后的今天,我会回答说"我们**都**是水手,持续处于迷失的危险中,我们都渴求海图和航标"。吉米在失去乳头体之前可能早已迷失,有些东西阻止他过合群的生活,使他长期沉溺于酒精。失去了锚,我们都可能对这个或那个成瘾:工作、食物、药物、赌博、性、愤怒,等等。

由于缺乏对完整生命需求的清晰认识,医学只关注最终机制,即那些触礁了的船只,并似乎给出了修复船只的最简单的可能方案。基础医学之所以引人入胜,是因为它能够有效地回答一些小问题,从而可以进一步回答另一些小问题,最终造出一粒小药片。但我们内部和我们之间的空间是如此复杂,如果没有一些模型的话,那些看似耀眼的进展有可能导致我们更多地偏离航线。

想象一名焦虑的中年灰发男子,名叫但丁(Dante Alighieri),在等待一小时后见到了医生。医生问:"好吧,但丁,你哪里不舒服?"但丁深呼吸了一口,脱口而出:"在我人生旅程的中段,我发现自己迷失在黑暗森林里。"如果碰到一个书生气十足的年轻医生,他也许会给但丁上一堂如何使用谷歌地图的速成课,或者拍拍他的肩膀然后给他开一些5-羟色胺再摄取抑制剂。对有些读者而言,这个治疗方案似乎完全正常。事实上,对于中年焦虑抑郁患者,这确实是标准治疗。

然而,在生命周期中可预期的阶段,比如青春期时,青年人刚进入职场时,成为父母时,或中年时,我们都可能会迷失。青春期与一个身心快速发育阶段的重合如此惊人和令人不安,以致需要设计特别的仪式来标记。青年危机与大脑皮层基因表达形式大规模转换重合,而中年危机与我们额叶皮层最终发育成熟重合。虽然没有特定的仪式来标记,但后两个危机也是伟大文学作品的素材,比如哈姆雷特(Hamlet)——青年危机,浮士德(Foust)——中年危机。

几万年来,也许从我们这个物种出现以来,认知危机或情感危机一直都是我们设计中可以预期的表征。在这样的时刻,我们真正需要的可能并不是一粒修复并未损坏的环路的药片,而是一名像但丁的维吉尔(Virgil)一样的向导(图0.2),能够指引我们走出自己特有的炼狱。同样,医学真正需要的是对人体设计更加宽泛的概念,从而能够理解人体的风暴以及风暴之间的平静间隙。下文试图通过区分人类设计的四个纪元来构建这样的概念。

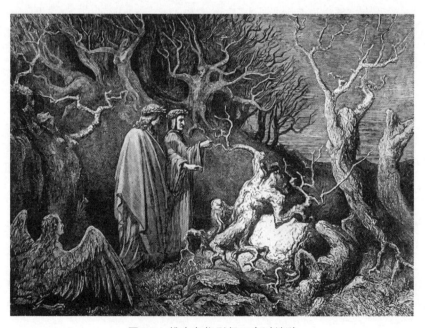

图0.2 维吉尔指引但丁穿过地狱

人类的设计：四个纪元

因为"设计"这个词暗示了存在一个"设计者"，所以可能会使一些生物学家感到担忧。当然，所有生物都经历了40亿年漫无目的的变化和自然选择，我们在一定程度上都是无数幸运意外的结果。"设计"是指**一个统领不同成分的布局及其原因的总体方案**。这是我的关注点：一个统领个体和我们物种的**总体方案**及其**原因**。达尔文也曾面对过同样的矛盾：

> 有人说我谈论自然选择时把它说成一种主动的力量或神灵，但有谁反对过一名作者讨论重力的"吸引"吗？每个人都知道这样的表述意味着或暗示着什么，为了简洁这几乎是必要的。很难避免把"自然"这个词拟人化，而我说的自然，是指许多自然法则的作用及产物的总和，以及我们通过自然规律确定的事件序列。只要大家稍微熟悉一些，这些肤浅的反对就会被遗忘。[7]

现在来看定义"人类"这个挑战。我们的设计包含四个纪元，每个纪元的设计都建立在前一个纪元设计的基础之上。第一个纪元从单细胞开始，它们从海洋环境中摄取能量，通过细胞内化学传递实现繁殖。这些细胞逐渐增加其复杂性，30亿年后，它们能运转良好了。因此，人类细胞的绝大多数核心过程：基因编码、细胞代谢、细胞运动和有丝分裂，都几乎毫无改变地保留自这个纪元。[8]这并不是演化停止了，演化从未停止。这些过程能够稳定的原因是从几个设计原则来看，它们已经实现了近乎完美的效率，无法进一步改善了，改变只会把它们弄糟。所以它们持续下来了。对此，我们将在第一章再解释。

然后人类设计的第二个纪元开始了。细胞互相黏附形成更大的生物体,多细胞体给竞争资源提供了无数优势,但也带来了无数挑战,如运动协调及代谢。一个动物可以通过很多方式推动自己,游泳、扭动、爬行或跳跃,但这些都需要肌肉的协调作用。而一旦动物将组织特化出收缩或消化等功能,每种组织就会有其特定的代谢需求。所以动物需要一个系统来管理需求和裁定冲突。更重要的是,当一个动物的个体超过几毫米后,它能通过扩张学习记忆容量而受益。

动物通过演化出特定功能的细胞,也就是神经元,增加在体内能快速传递信息的独立通道的数量,从而应对这些挑战。最初神经元是以网络的方式分布于整个动物体内,但当动物出现了两侧对称的身体,神经元可以通过形成神经索,最有效地与身体交流;通过聚集成大脑,神经元之间最有效地相互交流;通过将大脑置于头部,最有效地感受和指导动物向前运动。更重要的是,就像体细胞通过特化成不同器官提高了效率,神经元通过特化成占据大脑不同区域的环路提高了效率。于是动物再次到达更高效率,疯狂多样化,其中一个分支成为脊椎动物,也就是鱼类到两栖类到爬行类(第二章)。

当爬行动物演化出两个特征,从而成为哺乳动物时,人类设计的第三纪元开始了。这两个特征之一是**恒温性**,即将体温维持在远高于环境温度的能力。恒温性加速了所有生物化学反应的速率,从而加速了生命的节奏。另一个特征是**泌乳**,也就是产生内源性营养物质来喂养新生后代的能力。这两个特征是相互联系,几乎相互依赖的,对我们的设计都是不可缺少的(第三章)。当我们这个物种在15万年前出现时,演化的一瞬间,我们保留了前三个纪元以及早期灵长类祖先的馈赠。

人类设计的第四个纪元给我们增添了一些微妙的东西,使我们在遇到同类的其他物种时,能够快速而彻底地根除他们。智人6万年前走出非洲,很快,大约5万年前,在西欧遭遇了尼安德特人,在西伯利亚遭遇了丹尼索瓦人。虽然开始时有一些互交,但在遭遇后的5000年内,这两个兄弟物种就都灭绝了,而智人通过东南亚迁移进了澳大利亚。16 000年前,智人中有几个群体跨越白令海峡进入阿拉斯加,9000年前,我们物种的艺术家们在南美洲最南端的洞穴壁上留下了手印(图0.3)。[9]

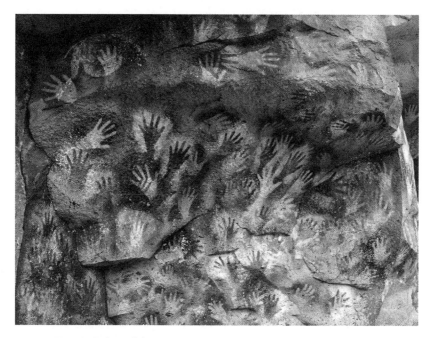

图0.3　阿根廷南部手之洞穴里的手印。约9000年前采摘者之作

　　这个迅猛的优势是一个已知的设计原则——特化——主导的,它将智人的大脑推向极致。我们这个物种在过去的几百万年里,大脑一直在膨胀,不论是绝对容量还是相对于身体的比例,并在尼安德特人身上达到顶峰——其大脑和强壮的身体都比我们大30%。[10,11] 身体更孱弱、大脑容量更小的智人,就像大卫(David)面对巨人歌利亚(Goliath),是如何消灭了尼安德特人的? 显然是通过增强计算能力。但是,智人的大脑更小,而且全部皮层都已被专用的环路占据了,他们是怎么做到的?

　　唯一可能是在不同的大脑之间特化,让每一个体都不同(第四章)。

当然,除了克隆繁殖,所有动物在基因水平都有一些不同,在经验上也各有不同,导致不同个体大脑之间存在差异。但智人在此基础上更进一步,将本就更加宽泛的与生俱来的不同能力,通过训练产生了异乎寻常的差别。这个设计虽然有利于一个群体,但可能会使个体出现缺陷(第六章)。

在其存在的 15 万年中,智人对环境(也就是整个地球)的适应无与伦比,尽管环境本身会剧烈波动。[12] 但当下,我们这个物种突然发现自己被多个自作自受的危机所威胁,这些危机包括全球变暖以及从鸦片到冰淇淋的各种成瘾。全球变暖一般被认为是政治问题,成瘾则被认为是医学问题。然而,从更广的角度观察,它们都共有一个相同的原因,就是小奖励的种类越来越匮乏所驱动的**无节制消费**(第五章)。

人类设计的一个模型

在定义了"设计"和"人类"之后,我们为什么还需要一个"模型"?这是因为,模型暗示了一些设计假说,最终可以允许模拟。虽然就模拟人类设计而言,我们还有很大距离,但模型应该至少在概念上探索设计的总体提示,应该至少可以预测某些环节将出现问题并提出理性的修复策略。比如,没有人类设计模型,一些可以预期的多样性会被诊断为疾病,这样的错误导致对正常环路进行治疗。这样做最坏的结果是造成损害,最好的结果是毫无用处,而且画蛇添足也是花费巨大的。

一个完整的人类设计模型必须承认核心纪元以及它们之间的关系:我们细胞生物学上的关键特征如何协作以形成生命体,然后我们的代谢和生理又如何以及为何对我们的日常经验和性格作出反应。这个模型还必须承认人类的生命周期通常需要穿越许多困境并解释为何如此,然后解释人类为何需要他们报以解脱和泪水的"神圣实践"。因此,模型应该能够解释解脱和泪水。

模型要有用,就必须有约束,它必须出自一些原理并由这些原理控制。当下的医学缺乏包罗万象的原理,我们传授的是物理学原理和化学原理:伯努利(Bernoulli)的液体原理,菲克(Fick)的扩散定律,酶动力学的米氏方程。这些原理中的每一个都约束我们生理机制的一些特定部分,但没有一个能约束全部、整合的设计。对全部的约束,我们必须求助于达尔文,他在阐明了生物学最深刻的原理时,也确定了关键约束:资源可用性。

达尔文做了以下推理。每个物种都在一个生态位与其他物种竞争资源,每个物种都会受到一些小的、可遗传的变异的影响。可以提升竞争能力的变异被选择传递给后代,非优势变异则被舍弃。物种变得越来越高效,不然就会被取代。因此,每个物种通过对其生境的适应,也就是对其设计的每个方面进行最优化而取胜。

取胜的路径之一可以是缩小生境。例如,某些加勒比岛屿上有种叫 Drosophila Carcinophila 的果蝇,其幼虫在乡野地蟹(Gecarcinus ruricola)第三颚足的肾沟里发育。[13]在更小的生境里不愉快的惊吓也更少,所以只需要更小的生理库和行为库。果蝇越遵守其生境的供给和要求,其生存和繁殖的机会就越好。狭窄生境策略培育了生理和行为的一致性:研究一只果蝇,你就几乎理解了所有果蝇。[14]

智人却走上了截然相反的道路。演化出了能力去占据任何生境、所有生境——陆地、海洋和天空。这根本不是躲避惊吓,智人似乎在追求惊吓,不能忍受长久的单调。[15]当然,面对基本无限的生境,这个物种也必须适应无数惊吓,而智人的低出生率和长世代周期并不允许类似果蝇的快速基因水平的适应。因此,智人发展了几乎无限的通过行为适应的能力,而这个能力也包含了极高的种内多样性。与果蝇不同,没有两个智人看起来相似或行为相似,哪怕是同卵双生儿也有差别。[16]因此,不论出现什么惊吓,社群里总有某些成员可以应付。

自然,智人这种极端的复杂性和极端的个性使维持个体之间和群体之间的凝聚力变得困难,而这两种凝聚力对物种生存又是必需的。所以,人类设计包含了一些机制,以克服各种使水手偏航的耗散倾向。这些倾向包含了专用于音乐、艺术、戏剧、喜剧、性、笑话和眼泪的神经环路。当然,每种文化表达这些特征的方法并不相同,这就像我们物种的成员都拥有处理语言的环路但说不同的语言,都有处理音乐的环路但唱不同的歌曲、敲不同的锣鼓。

设计必须高能效

智人竞争的主要资源是其代谢引擎所需的燃料。一个成年人每天燃烧2000卡路里,相当于三度电或四分之一升汽油产生的能量。[17] 在有超市的世界里,这易如反掌,但如果不带野餐篮走出城市进入森林探险,你就能体验采摘人刚出现时面对的现实。要可靠地获得每天三度电的能量,需要知识、智慧、技能、耐心,再加上朋友们给予的相当大的帮助。智人占据了几乎所有的生境,但永远是有同伴的。

如果你能找到足够多、足够好的食物,如果你能煮熟并吃掉它们,你还需要高效的消化系统将食物成分降解成小分子,并输送到所有饥饿的器官。这个复杂链条的每一环节都必须完美工作。如果你一天摄入了2000卡路里,但因为食物过于快速通过关键区域而未能被完全消化吸收,你依然摄入不足;如果吸收的小分子没有被快速连接到多聚物上进行储存,它们会从尿液中排出;如果燃烧不够高效,能量会变成热量释放;如果驱动细胞生化涡轮的分子生产效率不够高,你的能量也会不够。

智人的总能量效率需要耦合跨越巨大空间尺度的机制,从纳米级别的线粒体电子传递链及相关的化学涡轮到米级别的身体,其间有10^9倍(10亿倍)的差异。而耦合机制的时间跨度更为巨大,从一天的昼夜周期到纳秒级的线粒体能量链,其间有10^{14}倍的差异。在这巨大尺度上的有效耦合,决定了觅食所需的时间和采摘人会面临的危险。简单地说,能量约束控制了跨越所有尺度和不同演化纪元的人类设计。这个约束将我们最小尺度的分子机器与最宽广的人类文化联系了起来。

没有一本医学教科书会讨论能量如何约束人类设计。标准模型只是源于贝尔纳(Claude Bernard)的断言:所有生理的目标是维持内环境恒定。[18]"为了恒定"的设计,似乎可以解释贝尔纳在肝脏控制血糖方面的研究,但为了比就事论事更具雄心,贝尔纳将此泛化为所有生命的条件。坎农(Walter Cannon)后来用这个想法勾勒了他的生理研究,将其称为内稳态,即通过恒定实现稳定。[19]100年过去了,坎农的口号从未遇到严肃的挑战,竟然很少有科学家注意到这个口号缺乏理论基础。

内稳态表达了一种特定类型的调控机制:修正错误的负反馈。这经常被比喻为拥有设定点的恒温器,然后再泛化到所有动物调控(图0.4)。这个观念并不能与达尔文的想法绑定,倒是更多折射了亚当·斯密(Adam Smith)关于自我修正的"自由市场"的早期概念。第二次世界大战后,内稳态模型被重塑成一个用来修正高射炮瞄准的微分方程。[20]诚然,所有生物体都利用负反馈来修正特定类型的错误,我也将会给出一些实例,但修正错误的反馈并不能成为人类设计的全部基础。

人类设计远远超出了自我修正机制的简单组合。没有动物能像自

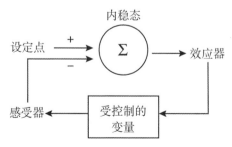

图0.4 检出与设定点的偏差,并反馈一个信号去纠正,从而进行调控。这个设计模型没有任何特定的约束条件

由市场一样，每一个细胞都为自己运作。自由竞争会使多细胞体彻底丧失通过合作而提高效率的优势。我们将会说明，有效的设计必须预测需求，在需求出现**之前**就提供供应，在错误（或误差）出现**之前**就作出调整。预测控制需要自上而下的前馈信号传输，所以需要一个能和每个细胞交流的大脑。

高效的设计是模块化的，不同的器官实现不同的功能，但不同的模块之间需要协作调控，允许每个模块改变其工作范围以实现整体稳定。这种类型，结合了预测与协作的调控，被命名为**应变稳态**（allostasis），与最早的大脑同时出现，因为这正是**需要**大脑的原因。[21]

应变稳态并不廉价。大脑必须收集、处理、存储、提取大量来自外环境和内环境的信息。人类物种，包括智人和尼安德特人，相对他们的身体而言，比其他任何哺乳动物都更多地投资了大脑。所以，人类设计模型必须能够解释大脑如何管理其自身的效率而证明其存在的价值。通过反馈来修正错误的内稳态在有些情况下是有效的，但因为没有与能量约束相联系，所以不能成为调控多细胞动物的主要机制。

逆向工程

生物医学研究正投入巨大努力，在各个水平针对人体进行"逆向工程"，从指导受精卵发育为个体的最基本的DNA，到DNA编码的蛋白质，到细胞内和细胞间的蛋白质之间极为丰富的化学相互作用，再到监督整个"项目"的大脑。逆向工程背后的思路是只要发现了每一个细节，我们就可以还原全部，进而可以对其进行复制或修理。"网络医学"明确的目标是"控制这些系统，也就是说，将处于疾病状态的细胞还原到健康状态"。[22]

这个目标对于用途清晰的设备，比如汽车、飞机和电脑等，貌似还有可能。因为在这些设备中，每个部件执行单一的功能，它们存在的理由通常是显而易见的。但生物学的逆向工程要困难得多。生物体的部件数量巨大,要高出若干数量级,况且很多部件还未被鉴定。更重要的是,每个部件都可以执行多重功能,同时与很多其他执行多重功能且存在理由不明的部件相互作用。对任何部件和联系存在理由的一个笼统解释是"因为它在时间、空间和能量上效率最高"。可喜的是,效率的考量已经开始出现在当下网络医学的模型中了。[23]

网络医学需要包含人类设计的特有方面,也就是受控于我们强制和强烈的社交需求的设计。毕竟吉米代表了一个大自然的逆向工程实验,他的乳头体被"敲除"了,随之消失的是与其他人类形成联系的能力,但保存下来的是神圣实践的能力,比如听音乐、祷告、接触大自然。任何有用的人类设计都不能忽略这些深入单细胞水平影响我们行为的能力。现在,让我们来看看在最初30亿年里细胞都做了些什么。

◇ 第一章

高效设计的基础：最初的30亿年

过去并未死去，甚至并未过去。

——福克纳（William Faulkner）

在任何封闭系统，其结构包含的所有信息最终都将因分子的随机运动而丧失。这就是热力学第二定律。但是，地球因为从太阳吸收能量，就具有了积累信息、通过自我复制的结构来固化信息的潜能。这些结构获得了积累更多信息的能力，并将其固化到更多新的可以自我复制的结构中，如此反复，于是结构不可阻挡地变得越来越复杂。[1,2]这就是生命。在生命能量驱动的复杂性的巅峰，摇摇欲坠地栖息着智人。

生命的起源需要一些条件，包括一些丰富的小元素，诸如氢、碳、氧和磷，以及它们之间形成稳定化学联结的温度，还有许多时间。从生命起始到最终智人产生，需要大约40亿年。[3]

什么事情需要这么久？这是先有鸡还是先有蛋的问题，事实上是几乎无限的鸡和蛋的循环！思考一下这个情况：第一个细胞需要细胞膜来隔离它的化学反应物，但是制造细胞膜，一种含有蛋白质的脂质双层结构，需要这些化学反应的产物。细胞需要运入小分子物质，比如作为燃料的糖和用来合成蛋白质的氨基酸，然而，在细胞膜上将小分子物质从细胞外转运进细胞质的转运体，就是需要氨基酸和作为燃料的糖生产出的蛋白质。细胞需要燃烧糖的"发电厂",为合成蛋白质提供能量,但这个过程也需要蛋白质。

然而,经过20亿年的随机试错,从无数近乎不可能的事件中积累和固化信息后,直径大约3微米的细胞出现了! 这些原核细胞(没有细胞核的细胞)被一层厚度大约相当于单个蛋白质分子、可以隔离分子和离子的疏水细胞膜包被。横跨细胞膜的有运送燃料的转运蛋白和一个纳米级的发电厂,通过氧化燃料,驱动涡轮合成携带能量的小分子物质ATP(图1.1)。ATP是细胞内能量的"通用货币",驱动细胞的化学反应向必需的方向进行。细胞内还有DNA编码了组装所有蛋白质的"说明书",并作为复制的模板。

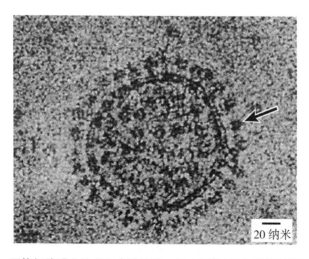

20 纳米

图1.1　原核细胞膜上的ATP合酶颗粒。每个颗粒(箭头所指)都是一个质子梯度驱动的纳米尺度的涡轮,大量生成ATP分子。这些直径大约10纳米的颗粒,以最大密度装载,可达每平方微米1000个合酶单位

原核细胞和**人类**设计有什么关系? 在地球生命的最初20亿年,原核细胞的"发电厂"和各条合成通路实现了几乎完美的效率。于是,它们被用来建造更大、更复杂的**真核细胞**,其在下一个10亿年里又一次实现完美效率后,被用来建造多细胞生物。今天,人类75%的蛋白质与

原核细胞高度同源。虽然原核细胞和真核单细胞属于我们的过去,但它们的分子依然存活在我们体内,构成我们的现在。这章将解释我们物种核心中重要的分子效率和细胞效率。

作为化学计算机的细胞

一个活细胞就是一台对所有信息进行化学处理的模拟计算机*。[4]模拟效率最高是因为所有过程都是分级的,因而可以匹配以避免浪费。这是化学上可以实现的高效:每一种底物有恰当的量和浓度可以制造适量的产物,该产物进而成为底物,制造下一种产物。高效依赖于在原核细胞单个隔室内同时发生的成千上万化学反应的丝滑耦合,这绝对是对计算的巨大挑战。这么多的反应如何才能平行进行而不相互干扰?

在这么小的距离内,底物因为随机分子运动——热噪声而快速混合。随机运动是所有物质的物理特性:纳米尺度的粒子遵循爱因斯坦(Albert Einstein)描述的基本动力学而运动。[5]所以这种持续、无成本的扰动让每个小分子物质随机游走,这些随机游走的集合构成扩散,分子向外蔓延。[6]热扩散加速了可以完成化学反应的底物与底物之间及底物与特定催化剂之间相遇的速率。

这里的诀窍是,为每种不同的反应开发特异的催化剂。当合适的分子与特定催化剂结合时就产生反应。没有催化剂,底物虽然也能发生反应,但速度低到可以忽略不计。因此,原核细胞开发了几千种特定的蛋白质催化剂(也叫作酶)来加速所有关键的反应。只要底物可以碰到其特定的催化剂,其他分子和催化剂存在与否就无关紧要了。因此原核细胞只有几微米直径的尺寸成了优势。因为每种底物即使只有几个分子,在这么小的体积中也能形成较高的浓度,使其与催化剂相遇的

---

　　*相对于数字计算机而言。——译者

机会较大。

热噪声在细胞计算中扮演了第二重要的角色,成为蛋白质免费能量的主要来源。细胞质里的每个蛋白质分子都受到邻近分子(主要是水分子)的狂轰滥炸,达到惊人的每毫秒10^{16}次撞击的天文数字。[7]简单混合之外的热轰炸直接帮助了化学反应,因为蛋白质的设计就是在噪声背景下工作的。

蛋白质出现的不同构象是由它的氨基酸序列决定的,但其功能构象和非功能构象之间有明显的能量壁垒。蛋白质分子与细胞质交换热能可以克服这些能量壁垒。这个能量可以用玻尔兹曼常数乘以绝对温度来计算,大约每毫秒$10^7\,k_BT$,还是相当大的,足以使蛋白质在很多可能的构象间随机转换。[8,9,10]热碰撞有时会将蛋白质撞出活性构象,但很快又会将其撞回原形。为了破解这个僵局,需要施加一些特定的影响,将蛋白质短暂稳定在其活性构象,比如水解一个携带能量的ATP分子来提供一个脉冲的能量。[11,12,13]

水解ATP提供的能量(每毫秒约$20\,k_BT$)只相当于相同时间内所有随机碰撞产生热交换能量的百万分之一,但足以将蛋白质的构象平衡从"几乎肯定没有活性"倾斜到"几乎肯定有活性"。再大的助推就是浪费了。所以用ATP来助推是几乎最佳的。这个考量可能解释了早期演化就采用了这个特定的能量提升的原因。直到现在,你我的细胞发电厂燃烧葡萄糖,生产的也就是ATP。

简单地说,细胞计算的代价基于一个深层次的平台:既允许蛋白质从几乎无穷无尽的热噪声库中获得能量并在不同的构象间穿梭,又能通过获取一个小的代谢能量,将蛋白质锁定在活性构象。在某个循环过程中,热噪声不可用于积累信息,因为热能驱动所有过程往前或复位的概率都是相同的。但是,这种包含在蛋白质设计中、不需要代谢成本就能克服能量屏障的设计,依然比它们永远遵循能量梯度,即依赖局部作用力的设计，代谢成本要小很多。热噪声，应该就像星星和月亮，被列为生活中最美好的免费事物之一，虽然它们不会唱歌。

扩张的能量供应和增加的复杂性

由于存在不需成本的化学扩散和底物的高浓度，原核细胞的小个头在开始时是有优势的，这有点像早期的微处理器——1976 年的 Z80，很棒但资源有限。深层的真相是原核细胞**不能承受扩张**。[15] 它们已经编码了其发电厂可以支撑的所有基因，如果适应新环境需要新基因，细胞就必须舍弃一些非必要的老基因。通向复杂性的道路就此堵塞了。

在物理和计算上限制了原核细胞的因素是它们位于细胞膜上的发电厂。如果细胞长大，细胞膜面积将以直径的平方增长，细胞体积则以直径的立方增长。所以更快增长的体积很快会透支细胞的能量供应。因此，除非细胞可以扩建其发电厂，否则它无法长更大，也就无法增加其复杂性。

然后发生了一个如此不寻常以致再没有重复过的事件：一个细菌侵入了另一个细菌，并在其细胞质里居住了下来。宿主细胞提供营养，寄生细胞只制造足够的 ATP 支持自身的信息系统。此时，只要宿主和寄生细胞是互相独立的，宿主细胞就没有任何获益，因为寄生细胞用所有可获得的能量来繁殖它自己。但是逐渐地，寄生细胞将其大部分基因转移进宿主细胞的基因组，只保留了氧化底物所必需的基因。于是，寄生细胞成了纯发电厂而不需打理其他"家务"了。它可以无限扩增，以支持宿主细胞高达 10 万倍的能量需求。

上缴了"护照"（大部分基因组）的寄生细胞就此成了一个叫作线粒体的义务居民（图 1.2）。由线粒体供能的细胞现在可以呈现漫无边际的多种形态。对于地球，这是一次极为重要的生物学事件，之后再没有什么事件的重要性可以与之比拟了，直到智人出现。

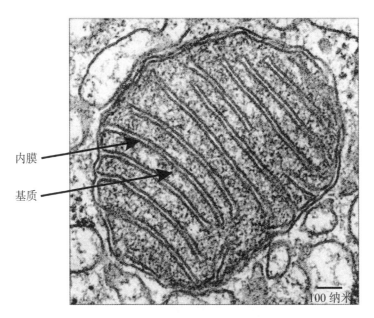

内膜

基质

100 纳米

图1.2 线粒体。内膜含有电子传递链蛋白和以最大密度装载的ATP合酶。为了增加这些供能单位的数量以满足细胞内局部的能量需求,内膜通过折叠增加面积。线粒体基质中含有将葡萄糖和脂肪酸切割成适合氧化片段的生物化学循环的酶。基质在内膜下方形成20—30纳米的层,从而建立了一个代谢酶和氧化链的恒定比例,并最小化代谢物的扩散距离。图为一张超薄切片(厚度约90纳米)的电子显微镜照片

　　作为起始,这些被称为真核细胞的精力充沛的家伙,体积和信息量都开始增加。直径从被限制在3微米之内膨胀到3毫米,实现了体积高达10亿倍的跨越(图1.3)。真核细胞几乎即刻增加了3000个新的基因家族和一个更复杂、更昂贵的基因剪接系统。通过基因倍增或者病毒入侵增加的遗传物质不再需要被删除。细胞开始积累可能用来应对未来挑战的古怪序列,就像我们在工具箱里保留一些旧螺丝和电线。

　　真核细胞有能力制造特化的膜,将不同功能分隔到不同的隔室。比如它们用膜将基因转录(从DNA到RNA)和剪接隔离在细胞核内,与在细胞质中进行的翻译(从RNA到蛋白质)分开,这对新的基因剪接系

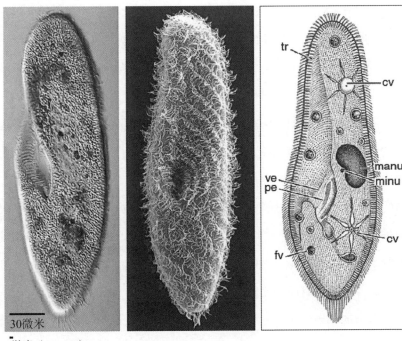

图 1.3　一个真核细胞显示许多细胞内结构。左：草履虫的光学显微镜照片。中：扫描电镜图显示该动物的纤毛排列。右：草履虫内部结构，图中缩写表示：CV，可收缩囊；fv，食物囊；manu，巨核；minu，微核；ve，前庭；pe，口缘；tr，刺丝泡。图下方的标尺是作对比的大肠杆菌（E. coli）的大小

统而言是一个至关重要的进步。细菌已经装备了一些从细胞外收集信息并将其传输到细胞质的系统，但真核细胞增加了新的系统，且形式多样，比如一个专业术语叫作G蛋白偶联受体的庞大的感受器蛋白家族。[16]等了20亿年才等到这个机会的细胞，用随后的15亿年来充分利用这个机会。

　　真核细胞在捕获信息和资源上遭遇了两个瓶颈。第一，它们长得太大了，难以通过缓慢的化学扩散实现长距离细胞内交流。有些真核细胞，比如草履虫，确实演化出了一个在细胞膜上传输电脉冲的快速交流系统。但是这样单通道的通信只能传输一个比特的信息（走或停）。

用电信号传输更多信息需要更多通道。第二，对探索更广大的区域而言，细胞又太小了。对草履虫而言，池水是非常黏稠的，在里面运动就好像智人在糖浆里游泳。[17] 而组成了多细胞生物，这两个问题就都解决了（第二章）。

演化的脚步从此加快了：使原核细胞完美用了20亿年时间，在此后的10亿年中，真核细胞的原生动物就很完美了，并开始了多细胞化的旅程。之后用了5亿年，形成了我们的关键祖先：两侧对称、有一个脑的海洋蠕虫。仅仅3亿年之后就有了哺乳动物，0.6亿年后就有了灵长类，0.05亿年后有了人类，0.002亿年之后出现了智人。显然，当细胞克服了获取大量能量，并用以进行细胞间高效交流的核心困难后，[18] 到达人类智能的步伐还是比较快捷的。

本章的剩余部分，我们将探讨允许细胞以接近最优效率计算的基础是什么。但因为"最优"和"完美"在生物学中会唤起深层的疑虑，所以我们有必要停下来解释一下。

一切都是最好的安排

伏尔泰（Voltaire）的小说《老实人》（Candide）中自大的律师潘格洛斯（Pangloss）对每个灾难都有乐观的反应。不论是老实人沦为奴隶还是他女朋友被强奸，潘格洛斯总会看向光明的地平线并宣称，在这个所有可能世界里最好的世界，一切都是最好的安排。当代读者可能会觉得有那么点可笑，但在1759年，这个角色是伏尔泰射向莱布尼茨（Gottfried Leibniz）胸膛的一支讽刺的利箭。作为伏尔泰前一代的伟大哲学家和数学家（微积分），莱布尼茨在其专著《自然神学》（Théodicée）中作了如下推理：上帝是完美且无所不知的，是祂让世界成为现在的样子而不是别的样子的，所以如果我们貌似因为某些恐惧或恶毒而受罪，那一定是为了某些隐藏的终极之善。

但当莱布尼茨在写"形而上学"文集时,牛顿(Isaac Newton)在写真正的物理:$F = ma$ 以及 $F = Gm_1m_2/r^2$。伏尔泰洞悉了牛顿和莱布尼茨的差别,意识到这是一个变革的时代,预感瓦特(Watt)的锻造已近在眼前。

伏尔泰的讽刺如此有力,以致到了今天,任何关于生物结构或过程"完美""所有可能中最好"的宣言都有马上被嘲讽为"潘格洛斯式"的危险。[19] 但这些嘲讽回避了一个重要问题。如果我们可以根据物理学原理和化学原理计算一个特定的情况,确实可以得到一个肯定的最优值,那么我们就可以问,测量的数字与计算的最优值到底有多接近?

真实数据确实经常十分接近物理定律允许的最优值,所以毋庸置疑是最优的。从分子到行为,各个尺度上观察到接近最优的实例层出不穷。[20] 更重要的是,当某些特征初看似乎并非最优时,每每都是某些竞争冲突约束的结果。正是这些情况下,权衡利弊的结果被证明是最优的妥协,也就是有可能的最好的平衡。总而言之,那些貌似非最优的特征,都可以视作因为平衡而作出的最优化。事实上,最优解和最优化是如此常见,以至于明显的偏离反而会被当成警示,让人们会据此检查预测计算或测量的结果是否有误,或思考问题时视野是否太过狭隘。[21]

我们应该预期经过漫长的自然选择会实现最优化,因为一个更好地适应了其生境的物种会比其竞争者更高效,从而留下更多后代。改良会持续直至极限,因为最优化的选择压力是与生命同时开始的,所以很多特征很早就已经被最优化,然后被保留了下来。理论上,你也许可以想象一个特征由于被卡在"低适应性"的深谷里,任何变化在使其变好之前都会先让它变糟,所以可能一直处于非最优状态,但生命是从基本的生物大分子开始自下而上工作的,非最优特征即使存在,也极为罕见。[22]

细胞的结构和过程是否最优,对人类设计至关重要。如果自然选择可以将单细胞的机制推向物理极限,那也可以对多细胞生物的调控机制产生相同的影响。效率会成为对**所有**设计的指导性约束以及理解设计的明显途径。更重要的是,现代医学实践倾向于为了修复分子环路而在分子水平捣鼓(第六章),因此,如果理解了智人是近乎完美的工程,我们捣鼓起来也许会更加谨慎。

基因编码的最优化

基因密码使用在糖骨架上线性排列的一串核苷酸来定义一串线性排列的氨基酸,这些氨基酸串折叠形成蛋白质。这里使用的是三联体密码(密码子),即4种核苷酸中选出3个,编码20种氨基酸中的某一种。通过排列组合,可以产生64个不同的三联体密码。其中,有一个密码子定义"开始",有三个定义"结束",剩下的60个密码子用来编码20种氨基酸——由此产生天文数字的蛋白质绰绰有余。如果用二联体密码,那么4种核苷酸只能产生16个密码子,不够编码20种氨基酸,会大大减少蛋白质的多样性及功能性。

长话短说,为了必需的蛋白质多样性,三联体密码在所有可能的密码中是数字上最紧致的。一维的核苷酸序列在物理上也是紧致的。一条线性的DNA序列通过与另一条碱基互补的DNA序列形成著名的稳定的双螺旋结构,其发现者沃森(Watson)和克里克(Crick)立即意识到这是一个高效的复制机制。

三联体密码的数学构成具有普遍性,即编码每种氨基酸的三联体在所有物种都是相同的。例如,三个腺苷酸组成的密码子(AAA)在所有物种都编码苯丙氨酸。这个特定的密码,就像所有其他密码子一样,在距今40亿年前就被采用,并成功地作为所有生物的通用密码。可以想象,最初的选择可能是巧合,因为任何密码子都有编码任何氨基酸的潜能。但是,如果这些选择只是先到先得,那又如何解释这些密码子的普遍性和持久性?

基因密码显然源于三个因素的博弈:对不同氨基酸的需求、容错性,以及最少的资源消耗。[23] 这种特定的密码子分配,即通用的三联体密码,最小化了基因错误对蛋白质功能的影响。当一个密码子包含了一个无厘头的核苷酸而弄错氨基酸时,这种特定的映射最小化其对蛋白质功能的影响。更进一步的是,通用的三联体密码也定义了额外的"平行密码",包括调节蛋白的结合序列、"剪切"的信号,等等。相比于绝大多数其他可能的三联体密码,通用密码传递这些平行密码更加有效率。[24] 显然,自然选择很早就采用了通用的三联体密码作为所有密码中的最佳密码,[25] 那其产物——蛋白质,又如何呢?

蛋白质三维稳定性的最优化

DNA 密码定义的氨基酸通过一个氨基酸的氨基($-NH_2$)和另一个氨基酸的羧基($-COOH$)相互作用,形成稳定的肽键联结。一个蛋白质包含 50—1500 个氨基酸,通常含有 300 个左右的氨基酸。由 20 种氨基酸形成的这个长度的链(称为多肽),能产生 20^{300} 个不同的序列,比宇宙中原子的数量还多。但在这些几乎无限可能的序列中,只有几个能够满足成为有用蛋白质的要求,具有稳定的三维构象。[26]

有可能产生稳定构象,是因为多肽侧链中的羧基失去一个质子而带负电即$-COO^-$,而侧链中的氨基会得到一个质子成为带正电的$-NH_3^+$。这些电荷可以与水分子相互作用形成氢键,或者与其他离子相互作用形成盐桥。蛋白质带电的部分具有亲水性(被水分子吸引),其不带电的部分具有疏水性(被水分子排斥)。最终,包含数以百计电荷的蛋白质被扭曲成环或折叠。平衡了各种吸引和排斥,蛋白质最终可以实现一个稳定的三维构象,通常大约 6 纳米。[27] 这个平衡永远都不是完美的,通常妥协于某个能量上更稳定的构象。

实际上,从其组装夹具中释放到细胞质里的线性蛋白质,会被在各个方向狂野运动的分子或粒子撞击,这就是热噪声。每一次撞击后,蛋白质分子都会有些抖动,然后弯曲折叠,直至找到一个稳定的构象。有时候,为了防止错误折叠,特异的分子伴侣与蛋白质的疏水区域结合,引导蛋白质通过固定的途径实现最终的稳定构象。分子伴侣也是蛋白质,类型多种多样,有些是特异的抓握酶,有些是特异的折叠酶,细胞资源投入的多少,提示最佳折叠的重要性及困难程度。[28]

蛋白质具有最佳的大小范围,它们几乎不会少于50个氨基酸,否则难以形成丰富的三维构象。氨基酸比较少的短肽通常被用于传递信号,因为它们可以与较大的、具有多种功能的受体蛋白结合。比如胰岛素,包含51个氨基酸,与比它大10倍的胰岛素受体结合,该受体包含多个胰岛素结合位点、输出信号位点和控制位点。多于350个氨基酸的蛋白质倾向于形成多个独立折叠的结构域,允许各自独立地优化。这个水平的分子设计是由基本的物理定律决定的,即一个特定大小的蛋白质,以热噪声赋能,以分子伴侣引导,调整其形态以达到最稳定构象。

氨基酸链确定的稳定构象是为细胞内环境这个特定条件而调谐的。将细胞内环境酸化到 pH 小于7,质子就会跳回羧根($—COO^-$);将内环境碱化到 pH 大于7,$—NH_3^+$ 会丢失质子而成为 $—NH_2$。这两个方向的变化都会改变电荷平衡即亲疏水形式,并改变蛋白质的构象。

细胞内盐浓度也会通过屏蔽电荷,影响形成环状结构和螺旋结构的驱动力,从而影响蛋白质构象。于是,细胞必须动用很多蛋白质,在细胞膜两侧泵入或泵出各种离子,以此调节细胞内环境。如果这种蛋白质泵是逆浓度和(或)逆电压梯度运行的,那就需要很多能量。但这种投资对优化内环境是必不可少的。

温度,作为平均动能的指标,它也会影响蛋白质稳定性。因为更高的温度意味着更猛烈的撞击,可能瓦解脆弱的结构。因此,蛋白质的演化方向是在自己特定世界的温度下实现稳定。为相对寒冷环境演化的蛋白质可以简单一些,其在温热环境中的同类蛋白质则需要更多支撑和箍括。[29] 但当冷遭遇热,比如一只昆虫吸吮你的血液时,昆虫的蛋白质的稳定性就会受到威胁,需要动员特定的"热休克"分子伴侣。[30] 而当微生物侵染你的身体,你的大脑会发出升高体温的指令,以削弱微生物中不结实蛋白质的功能。了解这些以后,人们也许会对传统观念里感染后"治疗性"地退热三思而后行。[31]

优化蛋白质构象用于催化:酶

蛋白质构象是为了稳定而选择的,但稳定是有目的的。例如一个酶,具有一个"口袋",能接受底物分子并将其送入活性位点加速反应。酶必须能足够牢固地抓紧底物以应付热噪声,但又必须足够松弛以及时释放产物,为下一次反应腾出空间。抓紧与释放之间的比例(结合常数)是根据预测的底物浓度和释放产物的需求而最优化的。简而言之,酶的构象必须考虑底物分子及产物分子的形状,以及更广泛的背景——它们在细胞代谢中的作用,也就是它们的典型浓度(图 1.4)。

当一个底物通常呈现高浓度而酶的任务是快速将其降解时,酶的构象是以松散抓握、即时分离、快速释放这样的过程来优化的。即便如此,底物分子扩散进入口袋、产物分子扩散出来以让新的底物进入,还都是需要时间的。因此这个酶的周转率依赖于扩散率,而扩散率是由分子在液体介质中的扩散常数决定的。也就是说,这个酶的结合常数和最优化的速度,使这个反应能以物理定律允许的最高速率进行。

这些扩散限制的设计是比较常见的。例如,线粒体和其他燃烧碳的发电厂一样,产出二氧化碳(CO_2),从组织中去除 CO_2 的方式之一是加水形成次碳酸($H^+CO_3^-$)进入血液,然后脱水还原成 CO_2 从肺排出。这个反应是碳酸酐酶催化的,其周转率是所有酶中最快的,达到每毫秒催

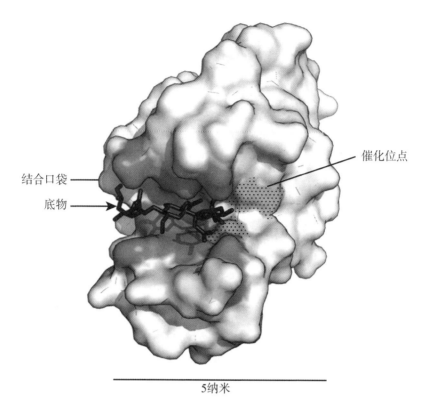

5纳米

图1.4 一个酶的三维构象。阴影部分是一个口袋,可结合及引导底物(箭头所示);催化位点(点阵所示)可降低切割肽-多糖键的活化能。这个酶是溶菌酶,可溶解细菌细胞的成分,因此能用作抗生素

化1000次反应。再没有演化微调可以增加这个速率,因为H_2CO_3无法扩散得更快了。

另一个例子是乙酰胆碱分子,哺乳动物运动神经元以局部脉冲形式释放几千个乙酰胆碱分子去刺激肌肉细胞。这些分子必须被快速降解以允许肌肉恢复并接受下一个脉冲。降解需要乙酰胆碱酯酶作为催化剂,将乙酰胆碱剪切成乙酰和胆碱。这种酶每毫秒催化25个反应,比碳酸酐酶明显要慢。主要是底物分子和产物分子都远比H_2CO_3和CO_2大,所以扩散速度慢。对于它们特定的任务,这两个酶都已经无法改进了,它们都已经是物理允许的最佳可能了。

绝大多数酶的周转率低于扩散极限。因此，对最快速度而言，它们并非最优，但它们在其他需求上是最优的。例如，为了可预见低浓度的底物而设计的酶，就需要更强的亲和力来抓紧罕见的底物分子以抵御热扰动，因此酶释放产物的速度就会比较慢。蛋白质构象的设计平衡了速度和亲和力。每个酶都根据其需要的速度优化，但因为速度在能量上永远比较昂贵，慢一点的酶对完成任务而言可能在价格上是最优的。

化学反应通常是串联的。也就是说前一个反应的产物是下一个反应的底物。有些反应链会回到起点，形成环。如果这些酶都被设计成快速周转，那就有可能耗尽某些中间产物，造成反应停顿。在这种情况下，最佳设计会匹配反应链中所有反应的结合常数，并通过高表达某些酶而减少底物的饱和。制造很多蛋白质看起来挺浪费的，但这是优化整个过程稳定性的代价。[32]

为传递信号而优化蛋白质：变构效应

有些蛋白质并非为了催化而特化，而是为了能传递信号。在这种情况下，蛋白质的某个区域包含对某个特异分子（配体）的结合位点。当这个位点被占据时，蛋白质获得信息"配体出现了"。蛋白质将传递这个信息，因为配体结合改变了蛋白质的构象，使其出现化学活性，或者成为酶，或者成为其他蛋白质或级联蛋白的激活剂。通过配体结合获得的信息，非常快速地（微秒或毫秒级别）传递到细胞的其他化学通路。这个只有一个比特的信号（配体出现）会被放大，因为一个结合事件可以触发成百上千的下游事件。

蛋白质的这种性质，即通过改变构象传递信息的能力，被称为变构效应。原核细胞就已经演化出了跨细胞膜的信号传递。比如，镶嵌在细胞膜中的一个蛋白质在细胞外结合了一个乳糖分子，就可以向细胞内通路发出信号，制造将乳糖运进细胞和代谢乳糖的蛋白质。蛋白质改变构象跨膜传递信号需要的能量大约为 $20\ k_BT$。这与一个ATP分子携带的能量相似,是细胞无法降低的能量量子。因此,蛋白质通过变构效应传递一个比特的信息,已经接近可能的最低代价。[33]

真核细胞通过小的隔室和特化的酶优化化学反应

细胞会制造特异的隔室,将关键分子限制在特定的空间,从而用较少的分子建立较高的浓度。这个效应非常明显,因为体积和直径是三次方关系。例如,神经递质乙酰胆碱被泵入直径30纳米的膜囊泡,只要几千个分子就可以达到100毫摩尔的浓度。更重要的是,这么小的一个隔室,通过扩散,在0.1毫秒之内就能快速被清空,速度是通常的化学反应的10倍。囊泡开个小孔,浓缩的分子以脉冲方式喷出,达到一个与设计用来检测它的蛋白质亲和性相匹配的浓度。这个亚显微囊泡还具有很多优化的特征,形成了神经元之间化学传递的基础。

因为每个细胞隔室的内部条件如底物浓度和pH可以独立调控,所以其中的酶也可以独立于其他隔室而进行优化。这允许酶的基调出现一些细微的变化。细胞通常表达同一个酶的数个异构体,有些异构体是同一基因的剪切异构体,有些可能是其他基因编码的。这起初令人困惑,因为看起来这样的冗余很浪费。但恰恰相反,由于每一个异构体都可以在其特定隔室微调,以适应其特异需求,所以每个异构体都可以更好地接近其最优形态。

这个原则,**特化至最优化**[34],是所有工程设计的支柱。[35] 与早期经典流水线汽车福特T型车相比,当代宝马汽车使用大量特化部件,每个都在形状和组分上调到最适合其功能。这个设计原则很好地解释了真核细胞表达如此多不同蛋白质(约一万种)及增加隔室的原因。在一锅毫无结构的汤里,如果蛋白质太多,找到结合对象的速度会很慢。因此,隔室作为定制的反应器,允许特化蛋白质种类增加。[36]

特化原则也解释了扩张发电厂是如此重要的原因:用以支持这些额外的基因、蛋白质和细胞膜。但发电厂自身呢?我们已经说清了细胞最优化每个蛋白质,那对由几十种蛋白质组装而成的纳米机器也一样吗?它们在速度、效率和环境安全方面也是最好的可能吗?再考虑一下线粒体,它包含了1500种蛋白质,相互协作燃烧糖和脂肪、捕获能量,以驱动更多复杂性。

纳米发电厂的最优化

在空气中燃烧一勺葡萄糖,每个葡萄糖分子会结合氧产生6个二氧化碳分子和6个水分子,加上一份固定的能量。燃烧的能量全部都是热量,也就是随机的分子扰动,使勺及附近空气发热,但这不能做任何**功**。要做功的话,能量必须与某种机器耦合,增加包含的信息量。高效的发电厂会最大化有方向的信息流,最小化热损耗。

瓦特的引擎燃烧的木材——在化学上与葡萄糖相似——产生蒸汽,推动活塞做功,但其效率低得可怜。这在当时就令人担忧,因为欧美的森林已经被当成燃料大量毁灭了。[37]时至今日,经过几个世纪的改良,即使最精良的内燃机也只用10%—20%的能量做功,80%—90%的能量因发热浪费了。虽然线粒体在这方面比最好的工业引擎要高明2—3倍,但这也只达到了50%的效率。否定者会以此作为推翻最优理论的证据。但我恰恰认为,这是潘格洛斯式的胜利。这个争论并不是哲学上的,而是能够通过讨论化学问题而解决的。

燃料——葡萄糖或脂肪酸的碎片——被穿过线粒体内膜运进中央腔,一个体积约为0.1立方微米、充满液体的反应室。在那里,燃料分子被酶切开,以碳碎片形式进入一个生物化学循环,产生小分子NADH脉冲。NADH将两个高能电子转移到第一个纳米机器上,这是由15个蛋白质结合而成、以二维形式排列在线粒体膜上的链。这些蛋白质结合金属离子(比如铁或铜),排列成对电子亲和力越来越高的序列。

高能电子首先被转移到低亲和力位点,在量子隧穿效应下顺着蛋白质链向亲和力最强的位点移动。[38] 每一步,这个纳米机器都利用电子的部分能量将质子(氢离子)从中央腔中泵到膜外。这条"电子传递链"的最后一个蛋白质,通过高能电子剩下的最后一点能量的加持,将氧结合两个氢原子形成一个水分子。被剥夺了所有质子的碳碎片,成了二氧化碳。于是葡萄糖被完全燃烧,能量以跨线粒体膜的质子浓度梯度储存。

这个电压可以达到200毫伏(内负)的电化学质子梯度,就像大坝拦截后的水一样,代表了潜在的能量。这个压力驱动质子通过线粒体的第二个纳米机器,它继承自原核细胞,是一种包含几十个蛋白质的"涡轮"。进入嵌于膜内分子腔的质子,被驱动穿过膜,进入涡轮"柄"的缝隙,使柄产生每分钟9000转的旋转。这个转轴驱动终末头部发生构象变化,该头部由突入中央空腔的20—30个蛋白质组成(图1.5)。每旋转120度,静止的头部就会将两个小分子压迫到一起直至其融合形成ATP。[39] 这个纳米涡轮,在其全部复杂性被了解之前,被赋予了一个简单到极具欺骗性的名字:ATP合酶。

ATP合酶的效率已经被测量过了。[40] 那个旋转三分之一圈能合成一个ATP的转轴,做了90皮牛·纳米的功,而其合成的ATP可以释放80皮牛·纳米的能量。所以该酶效率接近90%。这个测试ATP合酶效率的实验,实际上还是在细菌上做的,说明这个纳米涡轮在原核细胞中就已经近乎完美了。

如果ATP合酶与前端电子传递链解偶联的话,所有步进的、受控的氧化都会成为热能。这个经20亿年自然选择精心雕琢的过程就会被还原成在空气中燃烧葡萄糖。20世纪30年代,当人们发现了一个可以将氧化与磷酸化解偶联的化学分子(二硝基酚)时,立刻就意识到其具

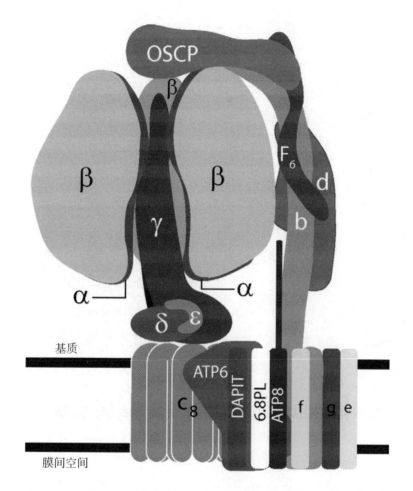

图 1.5　ATP 合酶分子包含大约 30 个蛋白质亚基，形成纳米涡轮。由浓度梯度和（或）电压梯度驱动的质子，通过 c_8 环及 ATP6 的界面，转动附着的中央柄（γ、δ 和 ε 亚基），以每分钟 9000 转的速度旋转涡轮。每次旋转都给位于上方的三个催化位点（包括 $\alpha_3\beta_3\gamma\delta\varepsilon$ 亚基）提供能量，合成三个 ATP 分子。这种酶最早出现在原核细胞膜上，后来一类原核生物转化成线粒体（图示的是哺乳动物版的）

有减肥作用。你可以想吃多少糖就吃多少糖，只要吃颗小药丸就能保持身材苗条。但将电子传递链与 ATP 合成解偶联后，所有的能量全部变成了热量，有人因此死于热休克。在这个现象被承认、药物被下架之前，已经有不少人因此丢掉了性命。但是，至今还能在互联网上买到二硝基酚,还在谋财害命。[41]

虽然完全解偶联氧化磷酸化是致命的,但有很多线粒体调控机制,被设计用来改变偶联强度(第二章)。这些机制通过降低线粒体制造ATP的整体效率,帮助高寒地区动物保持体温。人类群体的偶联强度也会因为离开赤道的距离而不同(第三章)。[42]

我们不能说ATP一定是所有可能的能量转移分子中的最佳分子,但它是很少几个从原核细胞开始就被所有细胞使用的分子之一。[43]我们可以肯定,效率达到90%的ATP合酶绝对是有可能的最好的纳米涡轮。可能替代ATP以实现能量捕获和转运的分子,必须有如下特性:①物理上很小,可以在细胞质中快速扩散;②能量上很小,但刚好足够可靠地为细胞化学供能;③根据细胞需要的节奏而高效制造、为其供能。一言蔽之,可能的替代分子需要具有ATP的所有特性,而因为ATP的特性都已接近物理最佳,所以即使有替代,可能也不会比ATP好太多。

线粒体设计优化了速度、效率、环境安全和稳健性

电子流过金属导线的速度非常快,但通过有机分子的速度要慢很多,而且需要有空间邻近、连续排列的电子受体。[44]如果受体之间足够接近,距离达0.7—1.4纳米,电子隧穿某蛋白质及其邻近蛋白质的时间大概是几十微秒(图1.6)。再大的空隙会使平均传导延迟急剧下降至毫秒级,并限制氧化的催化步骤——这种能量产生的延迟是致命的(第三章)。而空隙过小会让电子"短路",跳过能量捕获步骤——无效且可能致命,因为产生了热量及有毒的活性分子。因此,电子传递链在速度、能量效率和环境安全之间做了最优化。

电子传递链能量捕获的效率依赖于蛋白质链亚纳米级空间结构的精确性。如何在持续的热打击下稳定地实现这样的精准性?将蛋白质复合体嵌在柔韧的膜中可以实现一些保护。水的黏滞性也帮助防止最

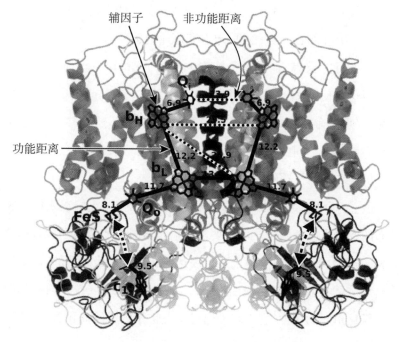

图 1.6 电子传递链中的接受电子的辅因子之间的间距不超过 1.4 纳米 (14 埃) 以优化隧穿速度。辅因子 (多边形) 之间的短距离是有功能的 (粗线)，长距离是无效的 (虚线)。图中距离以埃标注

剧烈的冲撞，让蛋白质移动不会超出 0.1 纳米。[45] 但燃烧葡萄糖转化为质子梯度的效率还是只有 50%。为什么呢？

电子传递链需要最大程度避免高能电子逃逸，因为这种逃逸会切开氧分子 (O_2)，产生两个高活性的氧原子 (O^-)，损坏其他细胞质成分，包括 DNA。我们在饮食中加入抗氧化剂正是为了清除活性氧基团。而我们也会预期**安全**的电子传递链设计会降低能效。迪亚波罗灯和能量公司可以通过号称不"浪费"能量去回收其有毒副产品来取悦其股东，但细胞没有这个选项。

另外，神经元用活性氧基团作为专用信号，以产生活动依赖的突触可塑性，将活性氧基团用在了有利方面。[46] 因此，在选择食物时，我们听从长期演化出来的味觉感受器，可能比听从互联网更靠谱。显然，我

们还是**需要**一定水平的氧化剂以实现最佳脑功能。这也是另一个自然选择从可能有害的事物中榨取出有利用途的例证。

有人可能觉得,存在一个特定的最佳通路,让电子通过电子传递链。但这会使整个链容易受到点突变的影响,导致链中蛋白质的结构变化,产生致命影响。因此,电子流的最佳路径最好是模糊的。电子在二维平面选择不同的备选通路,最终达到目标——O_2。在这里,优化的是对机械和基因扰动的**稳健性**。[47]

虽然电子传递链和ATP合酶是独立优化的,但它们在线粒体膜上分布的密度也应该匹配。效率要求有恰当数量的质子驱动所有的合成涡轮,不要太多。于是这两个成分表达的比例也是最合适的,还要以最大密度装载在膜上。因此在代谢要求高的组织中,线粒体同样不能增加膜氧化单元的密度,它们转而通过折叠扩张内膜的面积,以及增加基质酶的容量来匹配(图1.2)。[48]

结论:一个新潘格洛斯式宣言

总结起来,DNA的三联体密码是所有可以用来编码20种氨基酸的**所有**密码中最紧致的。更重要的是,这套几乎所有地球生物都使用的三联体密码反映了点突变的不可避免,并对其不良效应提供了可能的最好保护。经它编码生成的蛋白质,也是所有可能必需核苷酸序列中最好的。因此,这套三联体密码是所有三联体密码中最好的。最优化是基于这套密码在特定世界里深度预见了各种统计的规律性。这些指令可以被理解为一套丰富的预测,它指定蛋白质的工作条件在明天和后天依然正确。

蛋白质在稳定性和功能性上实现了其三维构象的最优化。选择功能构象需要输入的能量大约为20 $k_B T$,很多到达这种状态的蛋白质在这些特征上接近最优。比如有些酶在速度上接近扩散极限,但其他方面则设计成较慢一些的，对其特定功能，每个酶都以可能最优的速度工作。特化成通过变构传递信号的蛋白质在 $20\,k_BT$ 附近工作，因此在效率上是最佳的。细胞元件也在对点突变和毒性的稳健性上实现最优化。多种由几十个蛋白质组装而成的纳米机器，比如 ATP 合酶，显示出接近 100% 的效率。

我们现在可以接受潘格洛斯式宣言：细胞的单个分子及它们的组装已接近可能的最佳。更重要的是，细胞在更大的时间尺度上，通过协调不同功能进一步优化了整体效率。于是，细胞将其一大套分解代谢反应（为获得能量）同步到一天的某个时段，而将另一套同样大的合成代谢反应（为修复和生长）同步到一天的另一时段。原核生物通过投资计时的蛋白质环路，即一只昼夜时钟，来实现对这个周期的优化。在一个有节律的环境中，有时钟的细胞会在与没有时钟的细胞的竞争中胜出。[49]

在特定的世界里，一切都是最好的安排

当然，我们必须摒弃广泛的潘格洛斯式宣言，即这个世界是所有可能中最好的。细胞会针对它居住的某个**特定**世界优化其结构和过程。在海平面，某氧结合蛋白会优化到适应一个标准大气压的压力和 20% 的氧浓度；而在海面之下或高海拔地区，该蛋白质都需要重新优化。当一个生物适应了其特定世界的能量、节奏和统计规律，那确实，一切都是最好的。但最终，当偶然性驱使生物侵入一个它毫无准备的**新**世界，就要对生存重新开始一场盲目的搜索及针对新世界的优化。

在生命起源后，单细胞需要 30 亿年达到极限。原核细胞需要这么长的时间跨度来一步一步地完善三联体密码、单个的酶、代谢通路和发电厂。然后，真核细胞需要时间完善线粒体和其他重要细胞器。比如可以大量摄入（胞吞）和分泌（胞吐）的细胞器，以及高效的螺旋桨（纤

毛）。纤毛可以推动草履虫以每秒1.5毫米速度移动,但这个速度太慢,大部分世界不能被探索和利用。

受物理规律限制,单细胞不能比草履虫更大:细胞质中扩散速度随距离平方减慢。但是,小细胞组成筏就可以顺洋流快速漂移,这比用纤毛划动快得多,而且搭的是免费顺风车。因此,细胞由于黏附获益,然后为其共同利益进一步特化与合作。当细胞在6亿年前开始形成多细胞体后,它们快速变得复杂。大约5亿年前出现了一只小型海洋蠕虫,两侧对称并具有一个脑。[50]

这只蠕虫代表演化高速公路上的一个分岔口:一条道路通向具有外骨骼和形态多到让人眼花缭乱的节肢动物,其复杂性在社会性昆虫（比如蜜蜂和蚂蚁）中到达顶峰;另一条道路通向具有内骨骼的脊椎动物,其复杂性在社会性哺乳动物智人中达到顶峰。

牛顿曾写下名句:"我能看得更远,是因为我站在巨人的肩头。"牛顿可能从来没有想到,他实际上和我们所有人一样,是站在已经灭绝的蠕虫的肩头。这就是第二章。

◇ 第二章

站在蠕虫的肩头

蠕虫在历史上的作用远超绝大多数人最初的想象。

——达尔文

单个真核细胞已经通过扩大发电厂和基因组增加了它们可容纳的信息量。它们通过剪切改进了基因编码的效率,通过扩展变构通信改进了细胞间和细胞内的通信,等等。但最终,它们到达了熟悉的极限:更高的复杂性需要更多燃料。这需要在更大范围觅食。然而,单细胞的体积限制使之无法克服关键的物理约束:水的黏滞度。单细胞们通过组建多细胞动物解决这个难题。当然,这个解意味着开弓没有回头箭,当一个动物被造出来觅食,它就**必须**觅食。这场交易——没有不劳而获的信息——预示了日后的离开伊甸园。

多细胞化也干净利落地解决了单细胞在蛋白质多样性方面的局限。每个细胞可以制造一套有限但适合其特定目的的相关蛋白质。例如,一个细胞可以合成感光蛋白并将它们置于折叠的细胞膜上形成一个视杯,其后方还可以放置细胞自身合成的色素颗粒,这就是“一胞一眼”。细胞还可以包含可动的纤毛,从而制造一个完整的感觉运动单元。同一动物中的另一个细胞可以将上皮细胞的特点与收缩和分泌的能力相结合,同时可以有可动的纤毛(图2.1)。[1]

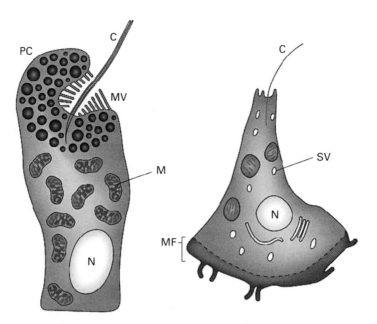

图2.1 早期多细胞生物的细胞有多种功能。左：刺胞动物的单细胞眼，还有
一根可动的纤毛(C)、感光的微绒毛膜(MV)和一个色素杯(PC)，细胞由线粒
体(M)供能，具有细胞核(N)。右：刺胞动物的可收缩的上皮肌肉细胞，具有肌
纤维(MF)、纤毛(C)、分泌囊泡(SV)和细胞核(N)

　　多功能细胞确实是巧妙的，但它们的效率并不高。因为它们违反
了一条核心的工程原理：用一个单独的部件完成一个任务。所以很快，
动物们就获得了为实现不同功能分化出不同细胞类型的能力，于是有
了肌肉、感受器、神经和免疫反应，等等。更重要的是，动物可以将所有
细胞类型的前体细胞安放到需要的位置，制造最适数量的每个类型的
细胞并协调其互补功能。但是，来自同一母细胞、具有完全相同基因的
两个子细胞，如何实现其基因特异序列的表达而成为不同的细胞类型，
这是信息管理方面的挑战。

由蛋到鸡

　　最终特化的人受精卵包含了大约1.6 GB的信息，这大约是iPhone7

手机存储量的1%。23条线性DNA上携带的信息量如此之少,如何指导细胞特化成包含如此大量信息的人?诀窍是,投入相当部分的基因组编码调节蛋白,去控制功能关联基因家族的转录。这些被称为"转录因子"的蛋白质在发育早期表达,指导形成身体的基本布局:负责发现食物和危险的感受器如何放置,运动组件的位置在哪儿,进食的开口在何处,等等。布局完成之后,这些转录因子启动下一套转录因子表达,从而指导细胞亚群的分化。[2]

例如,指导肌肉细胞分化的转录因子拥有一段氨基酸序列,可以结合到编码每种肌肉组分的DNA上,如肌动蛋白、肌球蛋白、肌钙蛋白和钙通道等组分。就像这个叫作MyoD的"总开关",开启所有肌肉细胞最终分化所需基因的表达。其他细胞类型也有特定的总开关:NeuroD特化神经元,E蛋白特化免疫反应的淋巴细胞。[3]

在这些总开关之外,还有一些转录因子特化细胞亚型。例如,一些肌肉细胞快速收缩,另一些肌肉细胞缓慢收缩;骨骼肌细胞对神经信号起反应而心肌细胞自主收缩。这些肌肉类型各自还有不同的亚型,使用不同的收缩蛋白、不同的燃料、细胞膜上有不同的离子通道等。MyoD是起始,但有效的功能永远要求更进一步的特化,将细胞的性质与其特定的任务匹配。

快肌细胞可以在无氧条件下将葡萄糖转化成ATP,跳过线粒体发电厂来快速制造ATP,但效率很低。慢肌细胞经过线粒体氧化葡萄糖和脂肪酸制造ATP,慢了一些,但效率是快肌细胞的15倍。快肌细胞可以用于百米短跑但不能用于跑马拉松,因为燃料会不够。慢肌细胞会输掉百米短跑但赢得马拉松,因为其线粒体可以维持ATP的稳定供应。心肌细胞,设计就是慢的,但非常有效而且不会停歇。

一个动物需要太多不同类型的细胞,不能每个细胞类型各用一种转录因子去特化。所以,当总开关完成了它的首要任务后,它会选择和低水平的转录因子组合来特化细胞亚型,还可以进一步结合其他转录因子完成整个过程。例如Pax6作为总开关控制整个眼睛的发育,然后也作为转录因子调节100多个类型的视网膜神经元、胶质细胞和黑色素细胞的分化。[4,5]也就是说,受精卵包含的有限信息控制了很多因子的级联反应,从而控制了动物自组装的步骤。

发育的过程在进行时会产生新的信息。这是区分生命和死亡、有机和无机、艺术和工程的标准。一块矿物晶体在盐溶液中生长,将原子联结到完全相同的晶体表面,这是物质的聚集但不是信息增加。而生命体的生长,既增加了能量又增加了信息。虽然在事后诸葛亮看来,最初的多细胞动物似乎十分粗糙,但它们通过加入新细胞和移除受损细胞实现的发育及自我维持,从一开始就对复杂的信号传递提出了要求。

因此,7个家族的细胞间信号分子很早就演化出来了。[6]其中有些信号蛋白是分泌出来的,通过扩散到达其他细胞,有些是置于细胞膜上,通过接触与其他细胞通信。它们都通过结合目标细胞膜上蛋白质受体分子,通过变构将信号传入细胞质来发送信息。进入细胞质的信号殊途同归,到达共同的目标:细胞的DNA,并在此作为转录因子起作用(图2.2)。这些分子在最早的多细胞动物(如刺胞动物中的水母和海葵)体内就已经出现。显然,这些分子在建造最简单的多细胞生物时就是必需的。

刺胞动物发育了一个很少有可能进一步复杂化的极化形式。比如水螅,一端通过多功能的肌肉-分泌上皮细胞附着在水下物体上,并能在其分泌的黏液层上滑动。另一端具有触手,其纤维丝中具有可以发射毒刺的特化细胞,水螅利用毒刺将猎物麻痹后,用触手将其卷绕塞进口腔。如果想运动得比滑动快,水螅可以使足脱离,用触手空翻,就像体操运动员做侧手翻(图2.3)。确实像芭蕾一样优美,但对在更大范围内觅食并不实用。

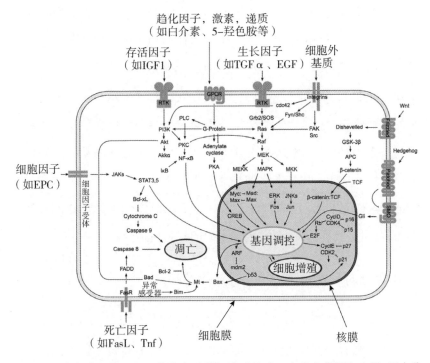

图2.2　7个家族的信号因子将信息跨越细胞膜传递。在发育期间和之后,所有信号最终汇聚,经由转录因子去调控基因组。这些因子在刺胞动物中都已存在,这种早期类群与两侧对称动物拥有共同祖先

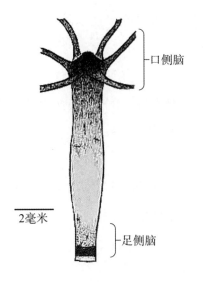

图2.3　刺胞动物水螅,具有极性——足和口。每一端都有神经元集群("足侧脑"和"口侧脑")负责,它们通过一个由大约1000个神经元组成的网络相互联系。图中每一个黑点都是用神经肽RFamide的抗体染色的神经元。这个多肽在昆虫和脊椎动物中可促进睡眠

更重要的是,水螅的两端都有神经元集群控制,一个"口侧脑"和一个"足侧脑",通过由 1000 个散布于水螅体内的神经元组成的网络联系并决定哪个脑可以主导。[7]水螅的神经元使用很多标准的神经递质*,比如乙酰胆碱、谷氨酸、γ-氨基丁酸和多巴胺,这提示合成这些化学分子的酶通路以及贮存、分泌这些分子的细胞器都已经就位了。水螅也表达一系列神经肽,用这些小分子将某个特定神经环路从某一功能重编程为另一功能。比如在水螅神经肽中有 RFamide,一个几乎通用的促眠分子。[8]所以水螅已有神经元及一系列操纵它们神经环路的神经化学物质,但从长远看,一个大脑比水螅的双脑更适合演化。

两侧对称的胜利

在为一个更早的项目进行学习时,我经常会读到,大约 5 亿年前,人类和果蝇有个共同的祖先,我们和果蝇的很多共同之处可以追溯到这个祖先。始两侧对称虫,所有两侧对称动物的祖先,从它和刺胞动物的共同祖先[9]那里继承了很多前文已经讨论过的信号分子、神经递质、神经分泌机制等。更重要的是,其核心特征——两侧对称,解决了一些关键的设计问题。于是,始两侧对称虫在消失前产生了两个差异巨大的分支,最终发展成节肢动物和脊椎动物。

于是我开始考虑,我们那时长什么样子?始两侧对称虫没有留下化石。因此,虽然其存在的可能远大于独角兽存在的可能性,但我们并没有可以存入档案的大头照。在它的近亲中,还有一些有画像,比如现存的海洋蠕虫杜氏阔沙蚕(*Platynereis dumerilii*)。从其基因组判断,阔沙蚕演化很慢,因此它似乎可以提供一些对始两侧对称虫的细胞构成和分子组成的洞察。[10]在茂盛的两侧对称大家族中,阔沙蚕看起来像

---

*神经元间传递信号的化学小分子。——译者

从芝麻街逃出来的、你特别想抱抱的难民（图2.4）。那么,除了漂亮的脸蛋之外,我们和它还有什么共同之处?

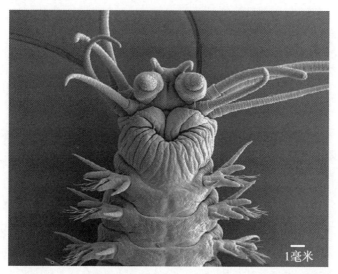

图2.4　杜氏阔沙蚕。这种海洋蠕虫可能最接近我们最早期的两侧对称祖先

我们得到了意义深远的馈赠:一个具适应性的框架。两侧对称实际上要求添加成对的附肢,如腿、鳍、翅膀。始两侧对称虫**成对**的感受器对计算深度、方向和平衡也有巨大价值。[11,12]始两侧对称虫通过将大脑置于头部,缩短了输入连线的长度,通过两条延伸的神经索,将运动环路置于效应器附近。始两侧对称虫使用了继承自刺胞动物共同祖先的所有信号分子,来构建具有感觉板和运动板的高效布线的神经系统。在每个区域,其他继承而来的转录因子特化出大量神经元类型(图2.5)。于是,我们体内神经元的分子特征及神经元在脑内的物理布局,与这个原始蠕虫极为相似。[13]

在我们的物理布局(身体和大脑)之外,以及在优化的分子基础和细胞基础(发电厂、酶、代谢环路和转录因子)之外,我们还得到的一个馈赠是控制整个生物的总的“系统”设计。这个设计主要是前馈的,也就是说它预测了动物的需求并预先发送物资,从而预防错误,至少减小

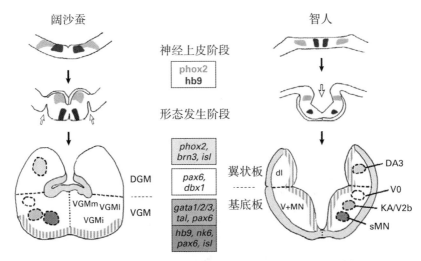

图2.5 相同的转录因子控制阔沙蚕和智人的形态发生和中央外侧布局。不同的折叠策略将基底神经网络置于阔沙蚕柱内和智人的管外。胚胎学中"板"的概念表示一个发育成一套特定成年结构的胚胎细胞集群。翼状板生成感觉神经元和感觉环路,而基底板生成运动神经元和运动环路。框内列出了在两个物种的这些阶段控制发育的8种转录因子(hb9、phox2b等),它们显然继承自始两侧对称虫。图中缩写:DGM,背节群;dl,背中间神经元;KA,科默-阿根杜尔细胞群;MN,运动神经元;sMN,躯体运动神经元;V0,腹侧神经元;VGM,腹侧节群

误差。这个预测调控设计——应变稳态——是从一只控制大脑的时钟开始的。

时钟和大脑

单细胞们已经演化出了几个转录因子,其制造蛋白质的相互作用以大约24小时为周期振荡。这个振荡器随后与一个感光蛋白偶联,哇,这就是一只钟啊! 于是有了晨昏。这只钟预测了每天的紫外线强度变化周期,让细胞在晚上合成DNA*。这是比修复更高效的策略。这

---

* 因为DNA双螺旋是比较稳定的结构,复制时要解旋成不稳定的单链,容易被紫外线打断,引起基因损伤。——译者

只时钟可能是第一个生物早期预警系统，是单细胞预测调控的实例。

　　海洋中的始两侧对称虫将其所有的调控系统都建立在不同周期的时钟上。一只钟预测涨潮，这时阔沙蚕可以安全觅食；另一只钟预测满月，此时它们可以聚集生殖。时钟也调节代谢，与这些行为匹配。于是当一只钟宣布"准备觅食"时，肌肉开始合成代谢酶，肠道开始合成消化酶和蛋白质转运体，肝脏和脂肪细胞开始合成储存代谢物的酶。同样，当一只钟宣布"准备生殖"时，生殖腺开始成熟并提供生殖细胞。

　　阔沙蚕将其时钟置于大脑前端，与一些神经内分泌细胞相邻，这些细胞借助循环，将代谢激素和生殖激素分布到全身。在时钟和神经内分泌细胞附近，阔沙蚕放置了由两者驱动的神经环路以启动相应的行为，比如睡眠和清醒，以及特定的行为比如觅食和生殖。[14] 这也是智人的时钟所处的位置（图2.6）。

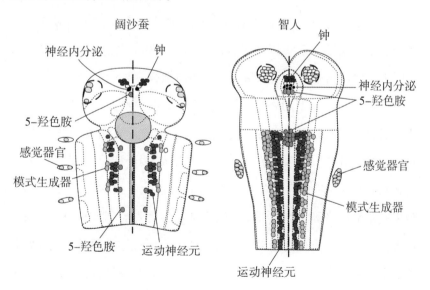

图2.6　早期两侧对称脑以阔沙蚕为例，演化出的有效设计为智人所保留。昼夜时钟神经元将代谢与行为匹配，邻近的神经内分泌细胞运作起来廉价但缓慢，电信号传输快速但昂贵，所以大脑的布局是最少化电信号连线。例如，它将运动神经元沿长轴在两侧分布，伴随其输入环路（模式生成器）和感觉神经元。始两侧对称虫大脑也用递质调控清醒行为（5-羟色胺）及奖励学习（多巴胺，图中未显示）

我们继承的生物钟可以与无数调控方面偶联,例如,觅食要求心智警醒和将更多燃料供应给骨骼肌和心肌,所以生物钟在叫醒我们前几小时,就开始触发肝脏升高血糖、脂肪细胞释放甘油三酯,它也触发胰脏细胞更新胰岛素以及其他促进葡萄糖吸收和利用的激素。更重要的是,它招募新的胰岛素受体和葡萄糖转运体到肌细胞膜上。[15] 由于预期有更快的心率,生物钟就触发心肌细胞将快钠离子通道替代慢钠离子通道。预期代谢速率和物理活动普遍增加,生物钟就通过神经和内分泌机制提高血压(第四章)。

之后,当生物钟慢慢松掉物理活动的油门准备睡觉时,它触发了血液中糖和脂肪酸水平下降。大脑始终是需要葡萄糖供应的,但它在8小时内将无法通过进食获取糖,因此生物钟在安排促睡眠、抑制食欲和进食的激素时,也会安排一些激素从肝脏的糖原库中释放葡萄糖进入血流。为了补充糖原,生物钟安排脂肪细胞释放甘油三酯,以便肝细胞在预期下一次苏醒时可以用来合成糖原。在我们醒来之前,生物钟安排肝脏开启产脂基因并生产脂肪补充脂肪细胞。[16]

睡眠为所有类型的修复、补充和生长提供了绝佳的机会。因为这些合成代谢过程所需的能量不会与运动这样的分解代谢的需求冲突。例如,在活动周期,心肌细胞降低蛋白质合成,为心肌收缩节省燃料,但当睡眠开始后,它们可以增加"自噬"活动,消化受损的蛋白质,以循环利用氨基酸生产新的蛋白质。[17] 生物钟也会为骨骼、肌肉、免疫系统以及大脑自身安排类似的活动。分解代谢和合成代谢的每日周期在每种组织中都会发生,其广泛程度令人惊叹。比如骨骼肌根据时钟更新800多种蛋白质。

如果大脑能够储存更多燃料——糖原和脂肪,可以自己度过夜晚的话,这种美妙而复杂的代谢舞蹈也许并不必要。但是,大脑严格地特化成计算设备而不是储存百货的仓库似乎是值得的。更重要的是,这样的调控可能从一开始就是如此，人类只是共享了阔沙蚕和果蝇的代谢激素（如胰岛素）、类似的储存糖原和脂肪的特化器官、类似的清醒和睡眠活动的管理，以及相似的代谢控制策略。所有这些用来预测调控的信号都是从始两侧对称虫那里继承的。

一胞一钟

大脑里的中央时钟影响着整个动物的各种行为。但中央时钟和所有自上而下的工业控制系统一样，会遇到一个问题：每个顾客希望得到产品的时间都短于生产产品的时间。这个问题有两个解。一是维持一个昂贵的中央仓库，储存很多配件；另一个是预测局部需求，做到供给"恰到好处、及时足够"。丰田汽车1950年在其流水线上采用了后一策略，但始两侧对称虫比丰田早了5亿年。

如果某个蛋白质，如肾细胞膜上的钾离子转运体，合成分配需要两小时，那细胞里的钟会在天亮前两小时开始制造该蛋白质。[18]与此类似，心肌细胞里的钟会开始制造快钠离子通道，骨骼肌里的钟会开始制造代谢蛋白和结构蛋白。因此，所有的事情在醒来时都准备就绪，所有合成蛋白质的能量需求，在这个神奇的时刻给肌肉收缩和离子泵的能量需求让路。[19]

为满足相互的需求，局域的钟必须同步。这个任务部分由脑内的钟、部分由动物的行为模式来完成。当我们运动后午餐，再午睡，脑内的钟与肝细胞、脂肪细胞、肌肉细胞和胰脏细胞内的钟共同预期这个模式，并作出相应的调整，实现"恰到好处、及时足够"。

一言以蔽之，对内环境的主要控制是前馈的。一只中央时钟预测大范围的需求和机会，局部的钟与这个大范围信号同步（就像用无线电信号给手表对表），管理细胞内化学的特异细节。但如果需求在很短时间内出现变化怎么办？是分子"零件箱"都有能力等待预定计划的补充,还是有些"零件箱"需要持续地加注?

反馈调控的作用

细胞代谢都是化学反应——由总体行动控制的很多反应。因此,如果底物产物比过低,反应方向可能逆转,向预期的逆向进行。因为逆向反应可能致命,所以很快就出现了一些机制,在很小的时间尺度(毫秒)追踪关键物质浓度并维持底物和产物的比例,防止反应逆转。最安全的方式是制造过量底物并将多余的扔掉。这是内源性的浪费,但如果比例极为重要时,就**必须**不惜代价了。心肌细胞的ATP就是如此。[20]

心肌细胞可以为线粒体发电厂储存燃料,比如甘油三酯和脂质分子,但不能储存能量分子ATP。因为ATP周转极为快速,一个细胞的即时供应量只有每天产量的0.007%。储存ATP要求提高细胞内的ATP浓度,但这会引起渗透压致命地上升。同时,汽车在油箱半满或更少时还能跑,但活细胞不行。

输送化学能量的关键反应是可逆的:$ATP+H_2O \rightleftharpoons ADP+磷酸+能量$。为了使反应正向进行,ATP的浓度得是ADP的10倍。如果细胞让ATP浓度下降、ADP浓度增加,使得ATP/ADP比率下降,那么正向反应变慢而逆向反应加速。一个心肌细胞,每一次跳动消耗2%的ATP。对于中等强度每分钟100次的心率,如不补充,30秒内ATP将降至零。但远在此之前,ATP/ADP比率就已下降,心功能就已变差。

心肌有时必须在几秒钟内将ATP消耗提高10倍。昼夜时钟的宽口径预测对时间尺度仅为几秒的合成来说实在太慢了,所以必须有测量ATP水平的感应器并持续补充ATP。心肌细胞大约有6500个线粒体,分布在整个细胞,如果测量整个细胞的平均ATP水平再通知补充ATP,信息传递会慢到致命。这个关键的控制问题,是通过在每个线粒体中分布反馈纠错机制解决的。有了这个局部反馈,6500个发电厂对能量分布的时空调控精准到令人叹为观止(图2.7)。

线粒体用电子传递链的氧化燃烧产生的质子梯度,驱动合成ATP的涡轮全速运行(图1.5)。当ATP到达一个预设浓度时,一个感受器显示油箱满了,并使合成涡轮从特殊的通道渗漏质子,不再不制造ATP。这个盹可能会打几十秒,使电子传递链空转。空转期间的能量是浪费了,但这是维持油箱稳定满箱的代价。而且,"浪费"的能量被用来加热血液和身体(第三章)。

ATP合成打盹的频率在需求提升时会下降,而在需求下降时会上升。每个线粒体都在很大需求范围内维持ATP水平和ATP/ADP比率的稳定(图2.7)。如果需求随时间稳定变化,调节蛋白Bcl-x_L会与ATP合

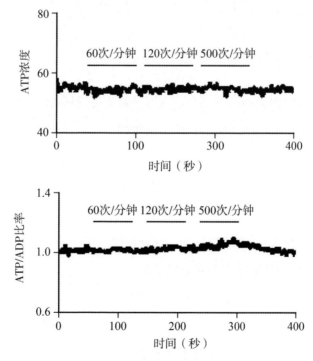

图2.7　尽管需求有巨大变化,心肌细胞仍维持稳定的ATP水平和ATP/ADP比率。如图所示,小鼠心肌细胞每分钟收缩60次、120次和500次均不改变ATP水平。在此,单个细胞水平有多稳定尚不明确,因为上图是37个细胞的平均,而下图是8个细胞的平均

酶结合,调节设定点,也就是打盹的起始点。[21] Bcl-x$_L$本身也是受到调节的,这给单个线粒体之外的预测调控,比如前述心肌细胞内时钟的作用,保留了空间。

ATP合成的自调控机制与早期的蒸汽引擎速度控制器相似。速度控制器将压力控制在预设水平,放掉多余的蒸汽。这个机制通过避免全局信号的延时,防止了致命的调节不足,还能够对微小误差信息快速反应,避免反应过度。但这有一个代价:无效呼吸浪费了能量,也就是烧掉了燃料而没有产能。这揭示了一个调节的关键原则:当链条中的关键一环缺乏储存能力,"浪费"是设计的基本准则。线粒体ATP自调控是和最早的真核细胞一起出现的。这是内稳态的完美实例,也就是分子水平的反馈调控。[22]

细胞水平的预测和纠错

生理调控理论中的"设定点"该按字面意思理解还是该视为一个隐喻,对此有人曾心存疑惑。[23] 然而现在的这个例子,通过线粒体上的ATP合酶受控地渗漏质子,将ATP合成控制在特定水平,是设定点的清晰物理例证。更重要的是,这个实例提供了一个理论洞察:预测调控作为起始策略是有效的,但在快速变化的条件下,预测有可能出错时,需要另一个系统快速、准确地纠错。这是内稳态机制的关键角色:在预测出错时,它们必须脚踏实地面对现实。

心肌细胞**必须**持续跳动,但其他细胞类型是可以有选择的。当燃料水平下降时,它们可以继续进行能耗较高的工作,也可以松松油门。比如上皮细胞,在生长期需要很高水平的蛋白质合成,所以需要很多能量。但生长不是救急,所以是生长还是休息的决定依赖于一个感受整个细胞能量状态的感受器,叫AMPK(腺苷-磷酸活化蛋白激酶)。这个酶不是只追踪单个线粒体的ATP水平(像Bcl-x$_L$所做的那样),而是追踪整个细胞的 ATP 水平。所以，AMPK 作为一个总开关，上调产能通路的活动，下调耗能通路的活动。[24]

AMPK 开关同时调控高效但慢速生产 ATP 的线粒体，以及快速但低效生产 ATP 的细胞糖酵解。通过整合这两个过程，AMPK 可以避免能量生产的间隙。当心肌调控通过浪费燃料保证 ATP 水平岿然不动时，上皮细胞的调控采用"付费使用"模式，目标是适时生产恰好足够的 ATP。这种反馈控制有些棘手，因为延时会造成系统振荡，它确实也会，但上皮细胞能够承受。[25] 在其反馈控制的角色之外，AMPK 还受到昼夜时钟的控制，所以也是一个预测调控的总开关。

一言以蔽之，调控的首要目标并非捍卫所有参数，而是持续将之与有效表现匹配。时钟预测了细胞的个体需求以及它在一天之中对其他细胞的责任，并引导代谢及时满足这些需求，这就是应变稳态。当需求很快变化时，时钟的预测可能出错，就要有通过反馈产生的快速修正机制，这就是内稳态。演化出的总开关整合了预测和反馈来实现高效而稳健的控制。然而在细胞水平，应变稳态和内稳态的差别是非常清晰的：一个预测，另一个修正。

蠕虫能学习

始两侧对称虫衍生了宛若星辰的形态，包括一群柱状的蠕虫——线虫。其中一个种，秀丽隐杆线虫（*Caenorhabditis elegans*）受到了实验室研究的青睐，它的遗传、神经环路和行为被详尽地揭示了。布伦纳（Sydney Brenner），一个感人至深的传道者，传播了线虫的福音，所以 50 年后，生物学家了解了很多秀丽隐杆线虫的设计和行为。[26]

秀丽隐杆线虫，2 毫米长，由 959 个细胞构成。生来就做蜿蜒蠕动，其运动的曲线匹配其生境土壤的精细结构，优化向前运动。因为线虫倾向于向前运动，口端先行，于是头部是放置其主要味觉、触觉和温度感受器的最佳位置。头部也是布局大脑的最佳位置,因为可以缩短输入连线。其神经索贯穿身体,减少连线数量。秀丽隐杆线虫40%的细胞是神经元和起支持作用的神经胶质细胞,提示大脑从一开始就有重要作用。此外,除了继承自与刺胞动物的共同祖先的神经递质之外,秀丽隐杆线虫的大脑还表达100多种神经调节肽。[27]

这种蠕虫只要几次尝试就能学会待在食物丰富或温度、酸度最佳的位置,或者避免不适的位置,并在几小时或几天之后还能记得。对它短暂的生命而言这足够了。秀丽隐杆线虫的学习机制符合奖励预测误差的数学优化法则。[28]更重要的是,其脑内用来重复一个有用行为的信号是多巴胺。这个优化法则和化学分子为其后包括果蝇和智人在内的所有动物使用(第三章)。由于线虫、果蝇和智人都来自共同的祖先,所以这很可能就是始两侧对称虫的奖励环路。

有效调节的原理

我们现在可以总结出一些或继承自始两侧对称虫或后来出现并确立的生理调控的原理。虽然这个假设的生物从未被直接研究,但有一些线索提示存在这样的早期起源。第一,一些原理同时控制果蝇和智人,所以它们很可能继承自果蝇和智人的共同祖先。第二,果蝇和智人还共享执行这些原理的效应分子和分子环路,这也提示存在共同起源而不是条条大路通罗马。第三,这些分子在被认为与始两侧对称虫极为相似的杜氏阔沙蚕中也同样存在。这些原理如下:

1. 用一只时钟来监测每一个环境的规律性(潮汐、昼夜、月、季等周期)

为每个目的设置一个时间。这样做在细胞水平效率更高,因为允许相互协作的几组蛋白质表达且不会干扰其他多组蛋白质。这可以提升细胞特化蛋白质的能力,进而扩大细胞总计算容量。在更高级的组

织、器官、系统、大脑以及行为水平,这也是高效的,因为特定功能的执
行不至于相互干扰。

2. 当目的冲突时,调整优先度

遵循这条原理,细胞需要 AMPK 这样的总开关来评估环境和调整
优先度。在更高级的水平(系统和行为),这就是大脑的核心任务(图2.8)。

3. 匹配预测需求和容量

这条原理——恰到好处、及时足够——避免了因为太少、太晚造成
的灾难性失败,也避免了太多、太早造成的低效。有效匹配**持续**(模拟

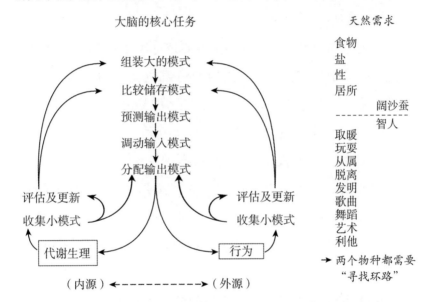

图2.8 预测调控的神经架构。左:自下而上的核心任务指出了大脑的根本挑
战:将内源的代谢和生理需求与外源的行为需求相匹配。小的输入模式直接
驱动低水平机制产生快速反应("反射"),并进一步处理形成大的模式以作出
明智的决定(例如,如果肠道处于排空状态,就将血液从肠道输送至肌肉,否则
就将肾脏的血液输送到肌肉)。较大的模式会与储存的模式相比较,获得历史
背景(上次发生了什么),以优化调控输出模式。右:最早期两侧对称动物预测
调控服务的天然需求清单(以阔沙蚕为例),以及强烈的社会性动物智人的一
些额外天然需求。阔沙蚕和智人这两个物种都使用相同的正向奖励预测误差
强化的"选择环路"

设计)、**反复**(并非救急)地发生。

4. 修正误差

当条件发生不可预测的变化时,误差不可避免,所以需要感受器监测实际值与预测值之间的偏离并触发修正。这就是内稳态,应变稳态不可或缺的助手。

5. 在不同功能模块间交换资源

这条原理允许更小、更廉价的生物能有一定的表现。第三章将详细说明并图解这条原理。

6. 适应最低代价

为了快速、廉价的适应,会直接使用系统正常的动态范围。当需求超出这个范围,就"租借"。当需求持续处于高位,会预测"新常态"并扩大系统容量。扩大容量需要合成新的蛋白质,给更大的工厂供能,等等。所以,为了高效,扩建是适应反应的最后手段。

7. 用化学信号调控慢反应,用神经信号调控快反应

激素比较廉价,因为它们利用已有的、主要用于其他目的的循环系统,不耗费额外空间和能量地、广泛地传播信号。神经信号更加昂贵,因为需要占用空间的专用通道(神经元的轴突)传递更费能量的电流信号。

8. 在可能的最低水平进行调控,因为最快速、最经济

例如,先用脊髓反射调控,如需更多内容,再用下丘脑控制脊髓反射,最终用大脑皮层控制下丘脑和脊髓(图2.8和图6.3)。

9. 为应急而设计

所谓应急就是时间不可预测的迫切需求。例如,细胞如果处于高于习惯的温度可能会不稳定,所以它们准备了一个"急救箱",叫作热休克蛋白。这些蛋白质平时用来帮助蛋白质折叠(第一章)。动物在系统水平和行为水平发展了一整套应急信号来召集**额外**的能量、体力、注意

和勇气。正如热休克蛋白，这些储备平时是隐藏的。也就是说，它们推迟了如保养等不太紧急的需求，动用已有的储备——免疫反应、心血管容量和骨骼钙离子库等。当紧急情况成为"新常态"后会怎样，将在第六章讨论。

这些调控原理在最早的两侧对称动物中就建立了，并持续了6亿年（图2.8）。以下几章将探讨它们对人类生物学和医学可能的影响。

结论

我们绝对比始两侧对称虫看得更远，那是因为我们第一有大长腿和直立站姿，第二有更好的视觉，光学系统将精细影像传递到高密度的高效光感受器，加上视网膜中复杂的神经环路以及处理图像的视皮层。我们可以傲慢地鄙视我们的表表表表……兄弟阔沙蚕的短粗腿和滑稽眼，毕竟我们装载了如此多的信息。

然而，我们的肢体和视觉却结结实实地站在它们的肩头。我们传承了卑微的始两侧对称虫93%的蛋白质。在过去的5亿年中，蛋白质本身也在演化，因此这并不是说我们与阔沙蚕有93%的蛋白质完全相同，而是说，我们的蠕虫祖先已经建立了一个与我们几乎相同的多样化分子"零件目录"。它们给我们留下很多可以捣鼓的，但很少可以创新的。

我们继承的遗产包括大部分细胞发育和分化所需的转录因子。例如，我们获得了使我们肢体延伸的成纤维细胞生长因子受体。如果没有它，我们就是侏儒。我们也获得了使肌肉分化的MyoD和使神经分化的NeuroD。我们获得了控制眼球发育的Pax6以及纤毛状的光感受器，后来成就了我们的视杆细胞和视锥细胞。我们获得了由一只时钟控制的具有两个半球的大脑，进而控制了每个细胞内的时钟。我们还获得了总开关，能在细胞水平整合对新陈代谢的预测和纠错控制。

在下一水平,我们从始两侧对称虫得到了操控基本神经环路的递质和调质。[29,30] 我们还得到了驱动及组织我们漫游和栖息、猎摘和休息、交配等核心冲动的基本神经环路本身。[31,32,33,34] 我们还得到了整合内外环境感受并参考历史数据去预测最佳生理参数和行为的调控机制——应变稳态,如果只依靠内稳态的误差校正可能会致命。

计划内的冲动往往由先前的不愉快经验驱动。这可以来自自身警觉——这其实是最强效的,也可以来自家庭、学校或政府机构的警示。未能致死的惨痛教训(如没带够水去沙漠徒步),会在记忆中留下极为不快的印象,而这正凸显了情绪在学习记忆中是关键的预测调控因素。这也是我们从始两侧对称虫那里获得的能力。我们无法知晓在过热或过酸时蠕虫有什么"感觉",但可以肯定的是它们也避免重复这些体验。

从那以后,我们踏过不计其数的脊椎动物——鱼、两栖类和爬行类——的肩膀。爬行类产生了两个新类群,它们为获得快速功能进行了改良。你也许还记得,我们和刺胞动物的共同祖先给两个分支都留下了很多,但是,正是始两侧对称虫奠定了支持形态分化的设计。恐龙也是如此,它们给了鸟类速度和羽毛,但给了哺乳类速度和乳头。这是人类设计的第三纪元,也是第三章的主题。

◇ 第三章

逃出侏罗纪公园

稍稍冻一下鼻尖,你会觉得通体温暖。所以卧室里永远不用放火盆,这是富人奢侈的不适。

——梅尔维尔(Herman Melville)

始两侧对称虫快速地多样化,随着它们变得越来越复杂、包含越来越多信息,每个物种都达到了能从局部生境获得资源的极限。幸运的是,我们的脊椎动物祖先——鱼类,能够有效地将自己推进到更远的、竞争较少的区域。更重要的是,因为内在的漫游-栖息环路,它们有了迁徙的冲动。所以它们跟随富饶的洋流,从咸水河口逆流而上,进入甜蜜的沼泽。在那里,它们衍生了两栖类。很快两栖类爬上了干燥的大地,成了爬行类,得以收割早期植物和彼此。

在克赖顿(Michael Crichton)令人毛骨悚然的小说《侏罗纪公园》(Jurassic Park)中,一些小型、贪婪的侏罗纪爬行动物从"安全"的主题公园逃脱并威胁了人类文明。但克赖顿把事情搞反了,事实要更加恐怖。起初的侏罗纪爬行类,在两亿年前的多样化后,增添了**两个特征**并将小型爬行类转化成了表现脱俗、有胎盘的哺乳动物。由脆弱的恐龙脱胎换骨诞生的小型哺乳动物,开启了人类设计的第三纪元。最终,它们繁衍出智人,当今的顶级哺乳动物,而威胁地球的正是我们智人。

　　这两个特征,一个是内温性,即维持相对较高的体核温度(又称深部温度)的能力(图3.1)。另一个是泌乳,在后代发育学习的很长一段时间内,为其分泌内源性营养物质。这两个新的特征在能量上都是昂贵的。一只具有内温性的小鼠,为了维持其35 ℃的体核温度,要比个头相近的变温动物蜥蜴多燃烧30倍卡路里。[1,2] 而泌乳期的小鼠比其基线期要多烧6倍卡路里。[3] 比起下了蛋就爬开的雌性蜥蜴,雌性泌乳小鼠要多烧200倍卡路里。

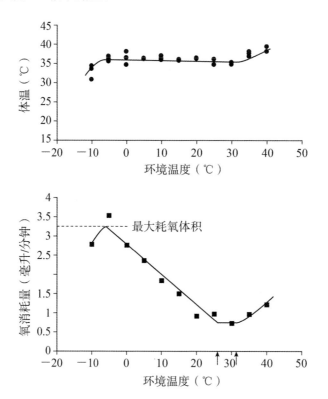

图3.1　内温性及其代谢成本。上:小鼠在跨越45 ℃的环境温度变化中维持35 ℃的体温。黑点代表来自三只动物的测量值。下:静息代谢率(以氧消耗衡量)。在一个小鼠偏好的狭窄的中性温度区间(26—31 ℃),代谢率最低。当环境温度低于一个关键值(横坐标上左侧箭头),代谢率上升,最多能增加至5倍。当环境温度超过另一个关键值(横坐标上右侧箭头),代谢率上升以支持蒸发降温。方块是三只动物的平均氧消耗量

泌乳与内温性是关联的。因为冷血动物无法获得足够能量去泌乳,而温血动物的幼崽无法为其自身获得足够的营养。这是演化的另一个鸡和蛋的场景,不知道哺乳动物怎么搞定的。总之,为了长出可以合理支持内温性的身体和大脑,就需要长时间的喂养和照料。当然,鸟类具内温性但不泌乳,它们也高强度地喂养它们的幼崽,但是,喂养时间是几周或几月,而不是几年,而且它们的大脑并没有达到哺乳动物拥有的高计算容量。本章解释计算容量严重依赖哺乳动物这两个核心特征的原因,同时也解释大脑是如何通过奖励学习、设置优先而对特征进行有效管理。

内温性有什么用

稳定的体温可实现在某个温度下蛋白质结构的最佳调谐(第一章)。尤为重要的是,更高的温度不利于微生物入侵者,因为它们的蛋白质未经高温优化。[4]但最重要的是,温热加速了细胞的化学反应,温度每上升10 ℃,反应速度就增加一倍。所以,内温性加快了生命的脚步。

哺乳动物的肌肉在32 ℃比在12 ℃时收缩快4倍(图3.2)。[5]如果哺乳动物和蜥蜴在12 ℃环境中赛跑,哺乳动物依然会胜出。蜥蜴通过步骤较少的和对温度相对不敏感的糖酵解获取肌肉所需的ATP,以部分代偿其缓慢的化学反应,但每个葡萄糖分子通过糖酵解只能产生两个ATP。哺乳动物则通过需要步骤长得多的线粒体氧化为肌肉持续收缩提供ATP。虽然后一种模式下每个葡萄糖分子能产生的ATP是蜥蜴的16倍,但由于低温会使反应延时积累,这种模式在爬行类身上行不通。因此,爬行类也许开始时可以更快地移动,但很快就"没油"了。[6]所以通常是哺乳类抓获爬行类而不是相反,除非是偷袭。

一个移动很快的动物也必须**看**得很快。确实,两栖类的视杆光感

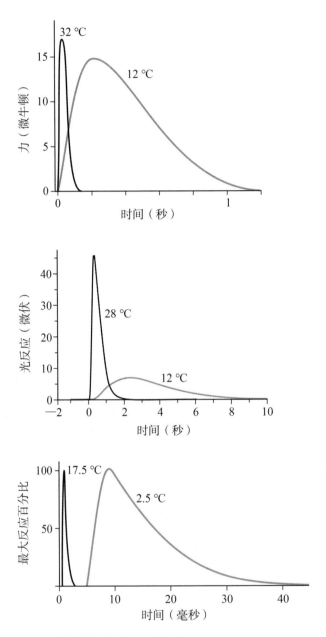

图3.2 内温性加速了细胞化学反应,因此允许动物更快地移动、观察和思考。上:小鼠的比目鱼肌在12 ℃和32 ℃时收缩的力量。中:大鼠视杆光感受器在12 ℃和28 ℃时的光反应强度。下:青蛙神经肌肉接头在2.5 ℃和17.5 ℃时的突触电位。在所有例子中,温度每升高10 ℃,速度大约增加至原先的三倍

受器需要两秒钟才能化学放大一个捕获的光子,而哺乳动物的光感受器只需要 0.2 秒。[7] 在这个 10 倍的速度优势中,一半是温度带来的(图3.2)。[8] 温度每升高 10 ℃,视网膜后续的神经化学反应速度都增至原先的三倍,[9,10] 对释放神经递质的突触也是如此。[11] 于是,几乎所有功能都依赖突触的大脑,在哺乳动物中的速度必然至少是两栖类的 8 倍。简而言之,内温性使哺乳动物不受环境温度影响而**动**得更快、**看**得更快、**想**得更快。这些提速合在一起带来很多优势,但也要求对代谢支持系统进行巨大的升级。

内温性要求并促进捕获营养的效率

内温性显然要求更多地觅食,但同时也大幅增加了觅食的机会。太阳落山时,一只爬行动物可能会变得麻木迟钝,一只哺乳动物则可以不受影响。哺乳动物可以在昼夜周期更大的时间范围内觅食,可以选择更有利的时间段,例如从黄昏到黎明,以此减少竞争和避免成为食物。哺乳动物还可以在更高纬度和更高高度觅食,爬行类则会因低温止步。

当然,冒了风险付出努力捕获的食物应该被高效处理。肠道按其内在神经网络设定的节律蠕动,推动食物中的复杂大分子前进,如果不能快速降解吸收,营养物质就会丢失。而大脑会从口腔到小肠,将消化系统的每个部分都准备好,以吸收将要到来的食物。这也是巴甫洛夫(Pavlov)的洞察:一只动物如果预测到有食物,在食物到达**之前**它就开始分泌消化酶了。而且大脑利用视觉和嗅觉对食物进行分类,触发相应的分泌。如果是淀粉,分泌淀粉酶;如果是脂肪,分泌脂肪酶;如果是蛋白质,分泌蛋白酶加酸。而如果食物奖励低于预期,分泌反应速度就下降。[12]

消化产出的小分子糖、氨基酸和脂肪酸,必须很快地从肠道转运到血液中。对糖和氨基酸,位于肠道上皮细胞内腔表面的特异转运蛋白,使用来自ATP的能量,将结合的这两类营养分子从肠道腔内转运到细胞内。然后,位于细胞基底面的转运体和另一些机制,将营养分子移出细胞送入血液。为了转运不同的糖和氨基酸,需要多种类型的转运体,而且每种都要有相当的数量,才能在营养物质被肠道蠕动排空之前迅速将其完全捕获。这是因为肠道的长度有限,腹腔的空间还要容纳其他脏器。

在整个空间尺度上,转运蛋白的排列都被最大化了。在微观尺度,6纳米的转运蛋白以最大密度排列在上皮细胞内腔面。为了增加表面积,细胞还形成不能更小的、横切面直径为90纳米、长度为1000纳米的管状突起(微绒毛)。微绒毛以六面体排列,使其密度最大化(图3.3)。这个策略使上皮细胞的腔内面积大约增加了20倍。为了进一步增加面积,肠壁会形成毫米级的巨绒毛,同时肠道会在腹腔内盘绕以增加长度。与光滑表面相比,这些措施将吸收面积增加了60—120倍。[13]

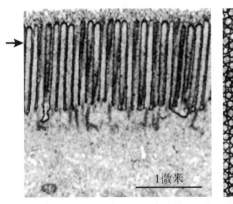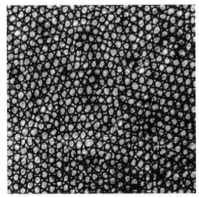

1微米

图3.3 微绒毛以最佳方式排列实现高效吸收。左:人类微绒毛的垂直切片。右:水平切片显示微绒毛的最佳排列阵列

由于要和许多其他类型的转运体同享空间,每个类型的转运体都按需表达。因此,当预期餐食中的一种营养物质替代另一种时,不再需

要的转运体表达下降,需要的转运体表达上升。总的来说,转运体的数量维持在预测需求的两倍,适应需求温和变化的安全边界。如果能量需求继续上升,微绒毛的长度可以倍增,肠道的长度也可以有一定的增加,[14]但不会增加太多,因为腹腔空间基本被占据了。最终,转运体可用的空间限制了燃料的容量,也解释了一些现象,例如环法自行车赛骑手可以将他们的能量摄入提升到基础水平的5倍,但不能更多了。[15]

任何一个空间尺度下,排列的低效都会要求更多的结构来实现同样的营养摄入,因而最终会要更大的腹腔,所以哺乳动物的总设计包含在给定腹腔空间内提供营养捕获效果最佳的肠道。更重要的是,通过匹配动物预测的能量需求和能量摄入,消化提供恰好足够的能量而不是太多。后面会有一节解释,一个哺乳动物从燃料获得的能量峰值与其呼吸系统和循环系统可以消耗的能量是匹配的。

内温性利用了"废"热

从肠道向血液转运营养的代价是如此之大,使肠道成了代谢上最昂贵的器官之一,而直接位于肠道下游的肝脏更加昂贵,因为它的转运体必须从血液中捕获营养,将它们转化为可储存的多聚体,并在有需要时,将之解聚并转运至血液。肠道消化和吸收,加上肝中燃料的储存和及时配送,超出基础代谢率的三分之一(图3.4)。

更普遍的是,内温性的快节奏提升了**所有**器官的表现,而每个使用高浓度转运体的器官都耗费不菲。除了肠道和肝脏,还有肾脏和大脑(图3.4)。所有昂贵的器官都会产生被浪费的热量,因为无效燃烧和氧化磷酸化无法减少(第二章)。这些热量部分用在了维持内温性。但在不同情况下,废热会过多或过少,所以也必须对此有所管理。内温性需要一系列调控机制。

人类大脑中的生物钟控制的体核温度,下午5点平稳地上升到

脏器	占体重比例（%）	特定代谢率（瓦/千克）	器官代谢率（瓦）	总占代谢率的比例（%）
大脑	2.0	11.2	14.6	16.1
心脏	0.5	32.3	9.7	10.7
肾脏	0.5	23.3	7.0	7.7
肝脏	2.2 ⎫	12.2	⎧ 17.1	18.9
胃肠道	1.7 ⎭		⎩ 13.4	14.8
骨骼肌	41.5	0.5	13.5	14.9
肺	0.9	6.7	4.0	4.4
皮肤	7.7	0.3	1.5	1.7

图3.4 智人内脏的代谢率提示动态和长程的权衡。肝脏、胃肠道和大脑在重量、特定代谢率和占总代谢率比例上都比较接近。心脏和肾脏的特定代谢率是上述器官的两倍，但因为比较小，所以其占总代谢率的比例较低。肌肉特定代谢率较低，但质量大，所以静息时消耗的能量与大脑接近。数据来自体重为65千克的男性，总基础代谢率是90.6瓦

37.7 ℃，然后平稳下降，在凌晨5点达到36.5 ℃。为实现这个目标，大脑驱动甲状腺激素等效应器，在分子水平调节产热。一个机制是直接调节线粒体ATP合酶的效率（第一章）。在清醒时，代谢需要快速化学反应，于是调节器降低偶联效率，利好产热。在睡眠时，可以接受慢速化学反应，调节器提升偶联效率，利好生产ATP。[16]线粒体偶联效率也随季节和纬度变化，在赤道附近的人产ATP多而在南极的人产热多。[17]

哺乳动物还演化出备用热源——棕色脂肪组织，它富含的线粒体由于电子传递链与ATP酶偶联松散，成为燃烧脂肪产热的"火炉"。[18]棕色脂肪组织还受到调控进食的脑区所控制的交感神经的昼夜性和季节性调控。[19,20]这个脑区如果预测到产热的需求，会协调所有的必要环节：刺激进食以获取粗制燃料；刺激消化以精炼燃料，从而产生"废"热；也刺激脂肪——专用的"火炉"。

内稳态的标准理论认为,"正常"人体温度应该"恒定"在大约37℃,由检测误差并触发反馈修正的中央恒温器来"守卫"。然而这里讨论的变化并不指误差,而是配合昼夜代谢节律的**程序**。了解了温度每升高10℃反应速度变为原先三倍后,可以算出1.2℃的降温会使反应速度降低36%。这有利于在睡眠期间——再次加油之前——节省能量。而且体核温度下降后,身体会偏好ATP生产而不是产热,以支持在睡眠期间发生的合成代谢活动。所以体核温度**不是**恒定的,而是为提升总体效率可以发生显著变化。

昼夜节律还窝藏了另一个由中枢编程的变化:基础静息-活动周期。这也违反了内稳态的核心"恒定"原则(图3.5)。[21]在一天内的不同时间点,在大脑海马节律中明显的注意偏移,触发了棕色脂肪代谢和血管收缩等交感神经指导下的活动,引起大脑和身体的温度急剧上升。在大鼠中,温度上升约15分钟后通常会伴随一次进食,温度上升似乎是为加速觅食时的所有反应(包括认知)而设计的。包括血压上升的心血管激活在人类血压记录上也是明显的(图6.1)。

内温性需要绿色设计

单纯用于加热或冷却的能量,对信息积累和处理(信息棘齿)而言是损失的能量。更重要的是,如果加热和冷却只依赖内燃,哺乳动物就需要更大的发电厂、更大的支持器官和更多地觅食,而觅食会导致被捕食的巨大风险。因此内温性也采用了一系列"绿色设计"稳定体核温度。为了隔热,哺乳动物利用了爬行动物用来做爪子的角蛋白,将其排列成长而细的股,形成毛发。[22]哺乳动物还为肢体远端安排了"绿色水管",也就是把动脉和静脉"捆扎"在一起,互为"逆流",使外向血流中的热量转移到内向血流中,从而减少热损耗。[23]

内温性也依靠"绿色行为"。皮肤上的感受器报告外界温度及变化

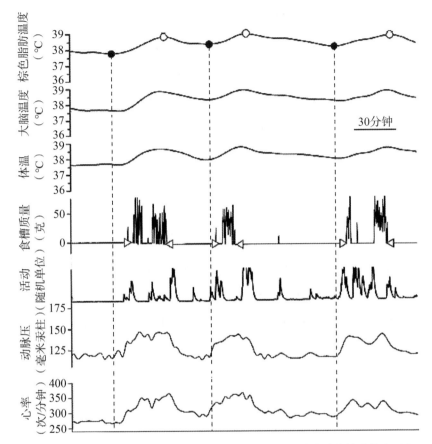

图3.5 动物表现出一个由中枢编程的随机机制——即时驱动的基础静息-活动周期。这里显示一只大鼠自主信号触发棕色脂肪产热以提升大脑和身体的温度、心率和血压。平行信号增加了骨骼肌的活动,并在约15分钟后,有一次进食过程。这次记录中,大鼠处于恒定的适宜温度下,可自由获取食物。最上曲线中黑点和圈分别表示棕色脂肪温度上升的起始和峰值。食槽质量轴上的三角表示进食的开始和结束

率,而脑中的感受器监测体核温度及产热率,大脑利用这些数据计算一个代谢代价最小化的中性环境温度(图3.1),然后诱导动物去发现、占据并**记住**具备这个温度的区域。蠕虫和果蝇也能寻找和记住温度最适的区域,所以哺乳动物可能也是继承了始两侧对称虫的基本环路(第二章)。行为也可以产热,比如经运动或打寒战产热;相反的行为可以消

散热量,比如躺在阴凉处,或者通过出汗、喘气或在泥浆里打滚而散热。

体温调节系统通过大脑设置优先顺序,并根据需求改变顺序,从而实现高效。比如,内温动物必须进食,但消化会产生废热,于是在炎热环境中,大脑抑制食欲和进食。更进一步,如果刚刚饱餐一顿后温度大幅上升,大脑还会触发反胃而停止消化。呕吐之前的恶心感是一个教学信号,建立一种不甚愉悦的记忆,警告我们"不要重蹈覆辙"。

散热的神经环路不仅抑制食欲,还激活其他系统准备蒸发降温。因为出汗不可避免地损耗盐分和水分,体温调节环路会指示垂体后部的突触释放血管升压素,给肾脏发出节水的信号。温度调节环路还会指示肾上腺皮质的自主突触释放醛固酮,给肾脏发出保留盐的信号。同样的环路抑制心肌细胞自主突触释放心房利尿钠肽,这个肽向肾脏传递排水和排盐的信号。体温调节环路还能使特定神经元发出"渴"的信号,这种不愉快的感觉早在血液渗透压上升的误差信号出现之前,就促使动物进水。[24]

通常最早触发的体温调节机制是代谢能量代价最小的。节热的第一步很廉价:毛发根部的肌肉收缩,将毛发竖起,聚集空气隔热;[25]同时收缩皮肤血管,将热量保持在身体核心。最后是最昂贵的步骤:通过肌肉活动打寒战及代谢棕色脂肪获得热量。通过蒸发降温也是代价不菲的,因为会消耗稀缺资源——水分和盐分。

总结一下,对内温的预测调控较之反馈调控有几个优点。第一,更安全。一旦体核温度偏离了可接受的范围,会快速向低温或高温进展,这两个状态都会威胁生命,因此,最好能监测趋势,未雨绸缪。第二,更高效。动物通过减少过冷或过热的出现,降低加热或冷却的代谢代价。第三,预测调控降低了用更大体型缓冲体核温度的要求,节省燃料。第四,预测调控要使用记忆:日落时去高处徒步,得带件外套。缺乏早期预警,大脑温度感受器在山上发出的提示出错信息(外套! 外套! ……)

可能只会预示致命的失温。

对内温的调控同样展示了应变稳态的主要元素：

1. 数值不是恒定的，而是随需求变化的（体温随昼夜更迭、随机脉冲、运动和感染而变化）。

2. 需求是根据机会和急迫程度排序的（是降温还是进食），但排序是灵活的，可随条件变化而变化。

3. 控制会延伸到迫在眉睫的需求之外，以协调权衡未来的需求（是现在就降温，还是为可能出现的事件保存盐分和水分）。

4. 每个系统服务于**多个**需求（肾脏及其调控激素服务于容量或渗透压平衡，也服务于体温调节）。

5. 控制行为以节省资源（先寻求阴凉位置，而非先排汗）。

6. 学习可改善预测（不要在太热的地方吃东西，进山时带件外套）。

7. 预测可预防错误（在渗透压上升前喝水）。

优化呼吸和循环系统以支持高代谢率

哺乳动物代谢率30倍的跨度，要求所有支持有氧代谢的系统扩张和改进。虽然有些特定的结合蛋白如潜水动物（海豹和鲸）使用的肌球蛋白，可以储存氧气，但绝大多数哺乳动物没有这项昂贵的投资。每个线粒体都需要持续的氧气输送。从空气被吸入最小的肺泡，红细胞在此获得氧气，再到红细胞在组织中释放氧气，这个过程中间不能有瓶颈。为了效率起见，也不能有冗余。所以就像燃料捕获系统，最佳氧气捕获及配送系统应该从分子和细胞水平延伸到器官和系统水平。

氧气在压力下通过一个较大的、直径约2厘米的输入管道（气管）进入肺。肺部气管反复分支，越分越细，经过大约23轮分支后，成为直径0.5毫米的管道，终结于一个盲端——膜性的囊（肺泡）。每个肺有3.5亿个肺泡，总面积相当于一个网球场。血流也和气流一样，一根大血管(肺动脉)跟随气管不断分支,最终成为只能通过一个红细胞的毛细血管。毛细血管极薄的管壁与肺泡膜密切接触,氧气顺着浓度梯度进入红细胞,马上与血红蛋白结合。红细胞驻留的短短0.5秒期间,氧气交换就能完成。

气管网和动脉网都有一个设计难题:在每个分支点,随着管道直径减小,阻力增大,问题是直径如何减小可以使克服阻力的成本最小化。这两个系统都实现了数学最优解:在每个分支点,直径减小$\sqrt[3]{1/2}$(图3.6)。于是氧气与血流以最佳效率汇聚到最终气体交换处。由于配送到组织的氧气依赖于携氧的血红蛋白的量,系统需提高毛细血管的密度和(或)血红蛋白的浓度。但红细胞多了会增加血流阻力,因此有一个最佳浓度(红细胞比容),大约40%,达到做功最小的氧气转运(图3.6)。毛细血管密度和红细胞比容对配送所需氧气的贡献均等。[26]

还有一些额外的特征,对气接口或血接口的有效设计有贡献。在"气"这方面,在有限空间(胸腔)内,将肺泡膜表面积最大化及厚度最小化至关重要。肺泡以无法减小的厚度排列,像海绵中的空泡。表面张力有使其塌陷的危险。为了避免塌陷,一种特异的细胞会分泌磷酸脂蛋白(一种表面活性剂),随肺泡充盈和舒张动态调节表面张力。在"血"这方面,红细胞挤掉了细胞核和线粒体,最大程度提升血红蛋白的载量。红细胞呈现两面凹陷的形状,以最大化单位体积下的表面积、最小化氧气到达血红蛋白的扩散路径。

很明显,自然选择已经在所有尺度优化了能量代谢。在纳米至微米尺度的优化包括:蛋白质折叠,电子传递链之间的间隙,ATP合酶的结构,线粒体内膜上电子传递链和ATP合酶的排列密度,以及内膜面积和基质体积的匹配(第一章)。随着哺乳动物代谢提速,自然选择在更大尺度——微米到米——优化结构:红细胞的最优形状和最优排列密度,管道对气流和血流而言的阻力最小的分支,肺泡面积和肺容积的最

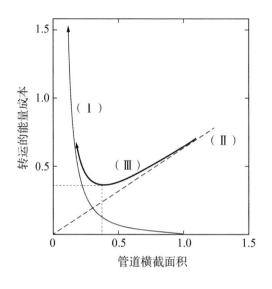

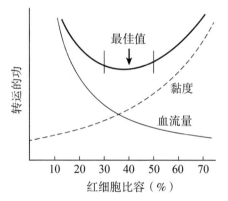

图3.6 上：通过一条管道运送血液，能量消耗随管道横截面积增加而减少（Ⅰ），但随管道质量增加，维持成本上升（Ⅱ）。结合这两个因素，给出成本最小的最佳横截面积（Ⅲ）。本图预测，在每个分支点血管大小下降 $\sqrt[3]{1/2}$。这最初是赫斯（W. R. Hess）在1913年发表的，后来魏贝尔（E. R. Weibel）在2000年用英语解释并再发表。魏贝尔还指出，同样的考量适应于气管分支。下：在管道中转运血液的成本随红细胞比容提升而增加，但血流减少。结合这两个因素预测，最佳红细胞比容是约40%。这是生活在海平面附近的人类的标准值。垂直线标出了范围。进行运动训练或长期在高海拔生活，可预测到需求增加，红细胞比容会上升

大比例,以及对气体扩散最小的组织障碍。很多优化依赖于源自始两侧对称虫的信号分子和发育机制。

为了跟上呼吸的节奏,循环系统也需要升级。例如,爬行类的三室心脏,泵出的是富氧血和缺氧血的混合,其低效惨不忍睹。哺乳动物的四室心脏分隔了肺循环和体循环,将能量用在输出已充分进行气体交换的富氧血上。哺乳动物的心脏还有一些特化的心肌细胞,从心房向心室快速传递电信号,从而实现了10倍的心率提升。[27]还有,动脉系统也为承受高压有所特化,可以在同样管径下允许更高的流速。

通过及时分享,最小化血容量

人类的血管系统以每分钟6升的速度循环血液。这在静息时看起来不少,但在消化或运动时,由于核心产热增加,静息时每分钟只需要0.1升血的皮肤,现在需要1升血才能实现降温。在静息时每分钟需要1升血液的肌肉,剧烈运动时每分钟需要22升! 这些额外的流量是从哪里来的? 大自然憎恶冗余,出于经济原因,体内没有水箱储存备用血。

部分解决方案是加快循环。心脏增加收缩强度,更快排空固定容量,从而允许更快的心率。人类心脏可以从静息时每分钟搏动60次增加到运动时每分钟搏动120次。耐力好的运动员可以从静息时每分钟40次增加到峰值160次或更高。这可以将心脏输出的富氧血量增加至4倍。但这还不够。因此,皮肤和肌肉需要的额外流量还需要"借贷"。什么器官可以暂时减少它们的需求而出借(图3.7)?

肯定不是大脑。虽然大脑使用了总血流的20%,但大脑既不储备燃料也不储备氧气。所以大脑连一毫升血都不能省下。肠道和肝脏使用大约25%的总血量,只要不是在消化,有可能从它们那里借到不少。肾脏使用静息血量的20%,每天将体内5升血过滤30遍。因为肾脏的任务是分布在很长时间内进行的,而且肾细胞是储存燃料(糖原)的,所以肾脏也能承担大量的出借。当需要降温时,肾已经在节水用于排汗,这也减少了血流。

所以皮肤可以依靠从肾脏获得的额外的热血,但这还不能满足剧烈运动时肌肉的需求。肌肉必须从肠道和肝脏获得血液。这些数字说明了不能吃饱以后在高温环境中运动的原因(图3.7)。

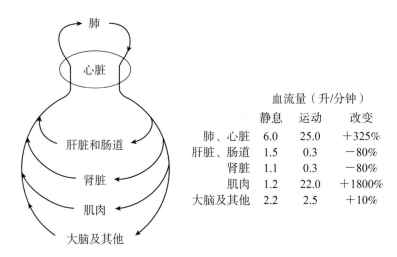

	血流量（升/分钟）		
	静息	运动	改变
肺、心脏	6.0	25.0	+325%
肝脏、肠道	1.5	0.3	−80%
肾脏	1.1	0.3	−80%
肌肉	1.2	22.0	+1800%
大脑及其他	2.2	2.5	+10%

图3.7 器官通过载荷与容量匹配、进行有效权衡,从而实现有效偶联。运动时,心脏输出可以增加至原先的4倍,但肌肉的需求增加至20倍。为满足这个需求,肠道、肝脏和肾脏通过暂时降低其性能,出借血液,但最终从肌肉努力的成就中获益

在不同的功能模块之间计划并执行如此复杂、动态的权衡,就需要大脑。只有大脑才能通过监测体核温度、所有器官的代谢状态、渗透压、pH、血压、心率、血管紧张度、身体姿态等,获得对体内状态完整视角,也只有大脑可以通过监测计划和危险、阳光和树荫、捕食者和猎物等,获取对体外状态的完整视角。最终,只有大脑可以计算最佳的优先顺序并选择合适的反应。比如,大脑也许可以决定让体核温度略微上升而将部分血液用于更加紧迫的需求:逃避危险,或抓住难得的机会——美味的猎物。

大脑持续计算和调整,对每个器官"各尽所能、按需分配"。随后,大脑在最细微的时空水平重新安排血液配送。这要求在神经和血管之间密切关联。两者共同发育,使浪费的空间最小:神经首先生长,当它们建立一个模式,它们分泌血管内皮生长因子,使血管的模式与神经关联。[28]交感神经纤维与每根动脉接触,释放去甲肾上腺素、ATP和神经肽Y(NPY),这个组合使血管收缩。迷走神经纤维也支配血管,释放乙酰胆碱和另一种肽——降钙素基因相关肽(CGRP),使血管舒张。

控制血管的化学环路非常复杂,神经递质和肽直接作用在控制血管直径的平滑肌细胞上,同时也作用在血管内壁的内皮细胞上。平滑肌细胞和内皮细胞表达各种类型的不同受体。对去甲肾上腺素,有几种α受体和β受体;对ATP,有4种离子通道受体和4种G蛋白偶联受体;对乙酰胆碱,也有几种类型的离子通道和G蛋白偶联受体。

内皮细胞对这些信号的反应可以是释放一氧化氮,作用于平滑肌细胞使血管舒张,也可以是释放一种叫作内皮素的肽,使血管收缩。一氧化氮和内皮素(有3种亚型和4种受体)也作用于自主突触。这里的基本点是:大脑可以通过极其丰富的方式,精准调控每条血管的血流(图3.8)。[29]

控制这些输出的自主运动神经元在脊髓中位于控制骨骼肌的运动神经元附近,所以高级中枢在控制体位变化(比如起立)时,也会稍早一些就改变血流,以支持体位变化(图3.8)。这样的计划使得身体在肌肉运动前就重新分配血流,防止体位低血压即大脑血压下降这样的错误发生。简而言之,能量资源调控的有效进行,并非通过严格保持恒定,而是通过预测、前馈设计的动态变化,也就是应变稳态。

枪炮或黄油

当健康受到急性感染的挑战时,动物必须通过强烈的具有多种要

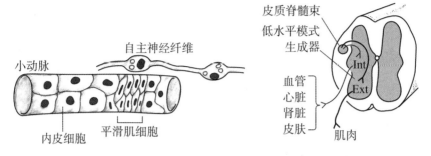

图3.8　大脑匹配血管运动和骨骼肌的运动行为。左：血管由自主神经纤维密集支配。突起中包含几种神经递质［去甲肾上腺素（NE）、ATP和乙酰胆碱（ACh）］的小囊泡，向平滑肌细胞和血管内皮细胞释放。突起中还包含大的深色囊泡，释放几种神经肽，控制血管收缩或扩张。最后，内皮细胞会向这些神经突起提供反馈信号。右：更高级的皮层环路控制模式生成器，使脊髓环路生成运动模式，并控制包括血管在内的内在效应器（Int），以及诸如骨骼肌等外在效应器（Ext）的脊髓运动神经元

素的炎症反应来防御。这要付出高昂的代谢成本。因此，正常的生长和生殖程序会暂停，以促进代谢发生变化及"疾病反应"的出现。这包括产生疲惫感，以减少觅食和其他花费较大的活动。这个程序也包括厌食，以减少进食和消化的消耗。[30]在热中性的条件下（图3.1），这个程序也可能包含提升体核温度，因为微生物的蛋白质不能适应这个高温（第一章）。但在较低的环境温度中，这个程序也可能降低体核温度以减少微生物生长，同时降低开展免疫防御时的代谢成本。[31]这个防御程序，也包含昼夜成分，与心血管的权衡一样，也是由大脑控制的。[32]

高效设计的另一原则：适应

调控设计不仅必须预测需求，还要预测需求的重大**变化**。一个解决方案可以是"过度建造"，也就是说提供一个固定的、安全系数很高的

容量。当故障的后果是灾难性时,这样做有一定道理。这也解释了比如客梯的钢索比载重所需还要粗很多。过度建造一般用在代价不高的器官,比如胰腺(10倍安全系数),但对大型、昂贵的器官,比如肾脏、小肠和肝脏,大量冗余是不可接受的。昂贵的器官一般在满足预测的需求时,只有较小的安全系数——两倍或更小。当需求稳定上升时,预测长期更大需求时,它们通过长大来**适应**。[33]

适应是普遍且为人熟知的。运动使肌肉强壮,摩擦使皮肤增厚,训练,尤其是在高海拔训练,使心血管功能提升。当需求下降时,适应逆转,反应容量萎缩。这个原则适用于任何感受器和效应器,而且适用于所有尺度,从行为到系统和细胞,直至受体分子。这里图示的普遍形式(图3.9)也将被用在以后章节中解释哪里出了问题,比如成瘾、高血压和2型糖尿病(第五章),以及解释对健康而言,什么行为才是**正确**的(第六章)。

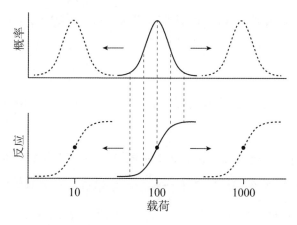

图3.9 反应容量适应预测载荷的变化。每个系统都会有载荷特定分布(上图,实线),效应器通过将其最灵敏的区域(下图,黑点)匹配到概率最大的载荷作出反应(下图,实线)。当载荷的分布出现变化时(上图,虚线),效应器通过移动反应曲线(下图,虚线)来匹配新的分布。这个示意图适应于所有尺度的每个过程和结构。第六章将经常引用此图

泌乳

哺乳动物加速了的代谢率为其使用更大的大脑创造了条件,但要**长出**更大的大脑,它们还必须做个"抵押贷款"。爬行动物祖先只是从蛋壳里蹦出来,扭到隐蔽的地方,然后将其获取的所有营养用来生长直至性成熟。但哺乳动物在相当长的一段时间内需要充足的营养支持来生长和**学习**。人类婴儿在出生后第一年中,所获营养中超过60%用于大脑的发育和学习。在基础代谢之外,用来长身体其他部位的营养已所剩无几。所以,初生的哺乳动物想健康成长,就需要很多的卡路里"借贷"。

这种"借贷"来自一个神奇的腺体,其复杂的分泌物含有足够的卡路里支持代谢和生长(人体内这种分泌物含有4%的脂肪和7%的糖)。[34,35]乳液还含有几百种不同的蛋白质,婴儿用其中的氨基酸来合成他们自己的蛋白质。还有一些特异的脂质,可以再生为新生神经元细胞膜的关键成分。还有各种酶的辅助因子,以及大量生长因子,比如长血管的VEGF,长红细胞的红细胞生长素,还有EGF、GDNF、BDNF、IGF[36],以及与它们相关的结合蛋白和蛋白酶。还有多种激素,比如降钙素、生长抑素、脂联素、瘦素、抵抗素和胃促生长素(俗称饥饿素)等,用以调节食欲和能量代谢。

最初的分泌物(初乳)含有高水平的具有免疫保护作用的抗体IgA,之后的分泌物含有IgG,以及支持肠道微生物群的特异寡糖"益生元"。细胞因子,如TGF-β和趋化因子,加上其他蛋白质,刺激产生对细菌和病毒感染的防御。这只是部分清单,乳汁中新的成分还在不断被发现。这种神奇液体的成分在不同物种会有所不同,以配合生长速率、喂食间隔等。在乳汁的化学成分之外,还有喂养的神经化学:婴儿刺激母体释放催产素,一种由下丘脑分泌的多肽激素,既可刺激释放乳汁,还能促进母婴维系,即给妈妈坚持下去的理由。

从怀孕开始到断奶,大脑通过一系列激素和神经信号调节这个外周腺体。要知道,泌乳彻底颠覆了母亲的代谢,对人来说,在相当长的一段时间代谢需要增加30%—40%。你现在已经可以想象,这必须重新安排所有系统:消化、呼吸、产热、渗透压和体液平衡,并保证它们有效吻合。这也改变了昼夜节律,因为睡眠会被周期性干扰,新生儿的存活要求"恰到好处、及时足够"的供给,容错边界很小。这解释了乳头的数量与预期同时哺乳的后代数量接近,并维持一个较小的安全系数,小鼠10个,人类2个。

哺乳动物喂养幼崽的时间往往和孕期相近。一只小鼠在母鼠的20天孕期后无助地裸露出生,吸奶大约一个月。[37]母鼠的投资,虽然在卡路里上很繁重,但时间上还算仁慈地短暂。但是一个人,经母亲怀孕9个月后出生,在18—36月中,每天几乎要吸吮一升乳汁。喂养时间比孕期预测的长3—4倍。在这几年中,泌乳事件提供了完美的食物,还有对代谢和生长重要的内分泌信号,对免疫保护的无数贡献,以及培养社会联系的神经化学物质和感觉。哺乳提供了一个美妙的起点,但对人类设计选取的方向而言,这只是不可逆转且不断延长的分期贷款的第一期付款,对其管理很大程度上解释了人类的生命周期(第四章)。

选择一个行为

我们已经看到,为有效调控生物体,大脑预测所有子系统将会出现的需求,然后指导一个整合的反应,为体内生理匹配一个行为。但当不同系统需求冲突时——这肯定经常发生——那应该怎么裁决? 在某个特定时间,应该去找水、找食物、找庇护所还是找配偶? 应该照顾幼儿、打斗、逃跑,还是躲藏? 在更小的尺度,觅食时应该停下来收集低质量的食物,还是继续寻找更高质量的食物? 当一个行为开始后,应该持续多久才能让步给不同需求？这些生死攸关的问题，需要一些原则。

1. 根据需求的优先等级选择一个行为。例如，哺乳动物储存大量燃料（糖原和脂肪）但储水有限，所以在干燥时，水比食物重要。虽然动物生理性地调控体温，但调控范围有限（图3.1），所以在极端情况，降温比饮水和摄食都更紧急。很明显，优先等级会随条件转换。因此，遗传自始两侧对称虫的核心环路设定了强大的优先等级，并根据需要重设。

2. 用增强的不适感驱动对无法储存、很快耗尽的物质的搜寻。口渴的动物会急迫地做功以获得水，因为某些特定神经元的活动使其感觉"不适"（负效价）。这些神经元的活动停止后，饮水也很快停止。负效价在几秒钟之内得以缓解，远早于液体被肠道吸收后改变血液渗透压。[38]更进一步的是，保存水分的生理机制，比如血管升压素的释放，在看到预期的液体时就关停了（图3.10）。于是，肾脏和血管的保水机制立即减速，允许肾脏迅速重新执行正常功能，不会出现内稳态反馈过程导致的延迟。

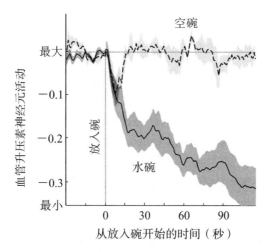

图3.10　干渴的小鼠，预测会得到水时，就立即关闭其保水的血管升压素神经元。但如果小鼠看到水碗是空的，分泌血管升压素的神经元又会开始放电，持续释放使肾脏保水的激素。这两个反应都是预期性的，可以避免用内稳态控制监测血液渗透压所需的较长延时。阴影代表均值的标准差

3. 通过愉悦感驱动对可储存物质的搜索。饥饿的动物为获取食物而做功，因为进食"感觉很好"（正效价）。[39] 很明显，这也是缓解负效价。[40] 进食停止，部分是由于肠道释放的大量信号，部分是因为负效价降低，但也是由于大于预期的奖励送达。持续进食的驱动力明显依赖食物的质量。一个人吃了一些不那么有趣的食物感到饱腹时，只要看到高质量的食物，又会有胃口了。比如，"总有肚子吃甜食！"其他的行为，例如体温调节，也是通过"推-挽"来实现的——这里既有正向信号，也有负向信号。[41]

4. 当体验鲜明的负效价或正效价时，记住这个情景。当某个情景或相似情景重现时，用记忆选择行为。

最终，选择"请给我一个苹果"或者"我要一个橙子，谢谢"，每一个预期奖励的效价必须在脑内某些地方进行比较。如果预测"苹果"是最好的奖励，它会被选择。然后以体验"满足感"来作为真实的奖励。[42] 如果奖励的预测误差是正的，结果符合预期，特定神经元就会活动，释放一个感觉良好的脉冲。如果预测误差为负，结果不如预期，这些细胞的持续活动就停止，失望主导情绪。第二章已经讨论过，始两侧对称虫采用多巴胺传递正的预测误差，且被保留了下来。所以几个关键脑区的多巴胺释放传递了"满足"的脉冲。[43] 没有每天的多巴胺奖励脉冲，我们也可以活，但我们也许不希望这样活。这是第五章的一个议题。

结论

从侏罗纪出现的哺乳动物，装备了内温器，在更宽泛的时间和空间觅食。这要求有一个更大的脑，更关键的是，更**快**的脑。泌乳通过在子宫外提供营养和发育时间支持了这个要求：更**大**的脑。更大、更快的脑的代价是资源竞争加剧，持续迫使细胞、组织、器官和系统将效率最大化。

以氧气供应为例。一个大小受到毛细血管直径限制的红细胞,装载了可能最多的血红蛋白,携带了最多的氧气。红细胞的形状,最大化了表面积与体积之比,允许可能的最快的气体交换。受到运输做功限制的红细胞密度(红细胞比容)使每毫升血液携带了可能最多的氧气。受到胸腔体积限制,气管分支终结于海绵状肺泡,为气体交换提供了可能最大的面积。分支遵循数学规则,为给定的气体转运成本获得最大管道直径。

肺动脉分支与气管遵循同样的规则,获得特定成本的最大血流。最终,毛细血管网与肺泡表面形成足够致密的接触,使肺泡中每个红细胞在停留的半秒钟内可以载满氧气。因此,氧气流和血流的系统以最高效率工作。它们与气体交换的容量相互匹配。

因为通气和灌注的容量匹配,所以对可以吸收的氧气总有刚好足够的血液。更重要的是,当这个匹配系统达到了心脏最大输出极限时,大脑的预测控制系统动态调节优先等级,将含氧的血液输送给最紧迫的需求。这样的权衡会使特定的投资产生最大的效果。这种潘格洛斯式的成就依赖于从纳米到米的空间尺度上最优化的结构,以及由大脑协调的跨越毫秒到年的时间尺度上最优化的动态功能。

这个人类设计(哺乳动物)的第三纪元将前两个纪元(真核细胞,多细胞始两侧对称虫)的成就延展到更高的时空水平。特别是,这个纪元改进及扩展了预测控制的核心系统——大脑。这使动物得以捕获更多资源,也更好地利用获得的资源。哺乳动物的大脑演化出来一个可以高效、快速适应任何环境的功能建构:在地下——鼹鼠脑;在空中——蝙蝠脑;在海底——鲸脑。最后的纪元哺育了一支新的哺乳动物——灵长类,最终成了一个单一物种——智人,装备了在**任何**上述条件下生活的可能。这就是第四章。

◆ 第四章

接踵尼安德特人

"你是谁"这个问题中包含了一个对等的问题"那我是谁"。

——彼得·高（Peter Gow）

从始两侧对称虫到人这个物种的旅程，十分漫长，达6亿年。但5万年前智人在南欧遭遇并干掉尼安德特人，这个致命的遭遇却在电光石火般的5000年间就结束了。带着一点尼安德特人的基因，智人成了这颗行星上独一无二的"人"。当这两个人种相遇时，智人已经在整个欧亚大陆漫延，有些智人团伙已经到达了澳大利亚。[1]尽管存在早期智人对向大地索取十分轻微的幻觉，但事实是，智人所到之处，所有大型动物——每一种巨型食草动物、食肉动物和鸟类，都消失了。

在50万年的时间里，尼安德特人生活在狭小的聚居地，和绝大多数哺乳动物一样，占据着特定的生态位。而智人一开始就是向外移民的物种，以每年50千米的速度向每片大陆、每个海岛漫游。这提示存在一个与局部条件无关的迁徙的内在驱动力。这个冲动将智人引向点缀着棕榈树的巴厘岛海滩，漫步之余，眺望着茫茫太平洋，大喊："出发吧！"没有任何高墙可以阻挡智人，"家乡"的诱惑也不行。"家"对智人而言永远在远方。[2]

通过线粒体基因测序，人们追踪了早期智人的迁移。我们这个物种在15万年前出现在非洲下撒哈拉,从6.5万年前开始有多次外迁,有5次跨越白令海峡,3次跨越中美洲地峡到达南美,3次跨越印度尼西亚群岛到达澳大利亚。持续的全基因组研究(不仅仅是线粒体研究)增加了复杂性,但仍支持早期的持续迁移的图景。

有人可能疑惑:智人是如何取代尼安德特人的?[3,4,5] 但还有一些更宽泛的问题:是什么驱动智人栖息于每一个生态位?答案都与大脑设计有关。早期哺乳动物采用的高效神经设计原则是,为给定投资作最佳表现。但它们对大脑的投资并不多,而这正是局限。所以在这里,我们首先解释一些神经设计的原则,以及决定成本的因素,然后我们考虑灵长类如何通过大量投资昂贵的神经系统而获益,最后,我们讨论智人的特殊转折,他们因此获得了无限的算力,用一个比尼安德特人小25%的脑,最终让尼安德特人吃土。

本章的人类学肯定是以欧洲为中心的。这是过去一个世纪该领域的关注点所在,所以目前拥有更多数据。当下,有了新的物理学和遗传学测定年代的方法,还有各大洲新的出土材料和新的人类学研究成果,关注点在快速扩展。因此,智人迁徙和文化多样性的故事,在复杂性和丰富性上都将有发展。在此,我的努力是理解这些研究与神经设计的关联。

神经设计

大脑,就像肠道,本身就是很昂贵的,而其主要成本也是一样的:需要大量ATP为转运蛋白供能,从而将离子和小分子营养物质逆电压梯度或逆浓度梯度跨膜移动。而且,有些区域,如大脑皮层和小脑皮层,又和肠道相似,需要很大的表面积,但又要能装进有限的空间,所以大脑采用了一个我们现在已经熟悉的套路:折叠(图4.1)。但大脑要处理的是信息而不是营养物质,所以有其特殊的挑战。

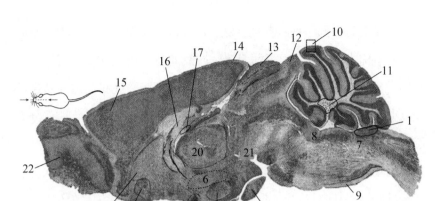

图 4.1 通过哺乳动物（大鼠）大脑的纵向切片，揭示了大脑设计的四个原则。
第一，用化学分子传递信号。最后区（1）的神经元从血液收集化学信号，发出
轴突到达下丘脑的神经内分泌集群（2），下丘脑轴突向垂体（3）输出，释放化学
分子（肽类激素）进入血液。第二，最少地使用连线。方法是通过将功能相关
神经元形成集群避免延长连线的纠缠，以及将相互联系的集群置于附近。于
是视束（4）将光强度的慢变化通知邻近的视交叉上核（5），进一步将昼夜节律
输入邻近的神经内分泌集群。第三，只发送必需的信息。比如，小鼠的视神经
包含大约50 000个轴突，但只向视交叉上核送出不到500根最细的轴突。而
且，下丘脑模式生成器（6）整合自主内分泌和行为反应，但只向脑干和脊髓（负
责执行行为）的低水平模式生成器输出结论（图3.7）。第四，以尽可能最低的
频率输出信息。嗅觉神经元收集空气中的化学信息，以尽可能最细的轴突向
主嗅觉系统（嗅球）（22）输送低频锋电位（图4.2）。大鼠的大脑皮层没有折叠，
但折叠是随面积增加的（图4.9）。图中编号所指示的结构：1.最后区（监测血
液化学状况）；2.下丘脑神经内分泌集群；3.垂体；4.视束；5.视交叉上核（时
钟）；6.下丘脑模式生成器；7.延髓；8.蓝斑核；9.皮质脊髓束（向低水平模式生
成器发送运动皮层的总结）；10.小脑皮层（修正意图的误差）；11.小脑输出集
群（整合小脑输出）；12.下丘（早期听觉处理）；13.上丘（将头和眼指向关键信
息源）；14.初级视皮层（离长时程储存位点很远）；15.前额叶（靠近长时程储存
位点）；16.穹窿（将海马的总结到发送下丘脑模式生成器）；17.穹窿下器（监测
血钠及相关激素）；18.杏仁核（标记高水平模式以储存）；19.纹状体（评估奖
励预测）；20.丘脑（处理信号，以便向大脑皮层经济地转运信号）；21.腹侧被
盖区（多巴胺神经元到前额叶和纹状体）；22.嗅球

设想大脑深部一些致密的区域,如下丘脑,它调节第三章中提及的所有基本需求:昼夜节律、体温调节、进食、进水、交配、防御和睡眠。这是哺乳动物从始两侧对称虫那里继承的核心设计,且我们也和啮齿类动物共享此设计(图4.1),尽管我们和啮齿类的家系在一亿年前就分离了,且我们的大脑要大1000倍。

下丘脑是应变稳态的指挥中心,它接受大量感知体内、体外状态的感受器的输入,同时接受来自高级中枢关于情感认知和记忆的信息。

每个信息源都提供一个调控的背景。时钟可能会宣布睡觉时间到了,但如果晚饭还没有吃过,饥饿会比睡眠有更高的优先权。危险或交配机会可能会比这两个更优先。在评估需求等级转换、机会和代价时,下丘脑的输出将心智状态与行为匹配:饿进食,渴饮水,有性欲交配。相应地,它还通过血液将化学激素、通过神经将电脉冲输出到所有脏器。这个微小的结构,只占人脑的0.3%不到,通过遵守节约时空的设计原则,管理了所有这些功能。

一些原则

一个神经设计原则是,**只要可能,就使用化学信号**。因为这需要的能量和占用的空间都最小。对内环境的感知很多是化学性的,主要由处于缺乏血脑屏障的三个部位的受体神经元完成(脑室周围器)。这些联系可以持续监测下丘脑、垂体、肾上腺、肠道、肝脏、胰腺、肾脏、脂肪、骨骼及免疫系统释放的激素。有些脑室周围神经元还追踪血液化学:pH、葡萄糖、氧气、二氧化碳、钠离子、钙离子等。[6]

通过化学机制收集的信息,必须长距离传输到脑内中心,对这样的距离及速度要用可自我扩布的电信号(动作电位、锋电位),这需要付出巨大代价。产生一个锋电位时,1毫秒内流过一个钠离子通道的钠电流消耗的储存能量,是用一个激素分子产生信号所耗能量的2000倍。[7]

所以神经元应该将每个动作电位传输的信息量最大化,它们也正是这样做的。

一个序列中的一个锋电位理论上可以传递两个比特的信息。但排列紧密(频率高)的锋电位倾向于携带相同的信息,这使每个锋电位部分冗余,导致每个锋电位的信息减少。而且,由于神经噪声降低了锋电位的时间精度,有些信息会丢失。所以,一个真正的锋电位序列,可以传输的信息量是理论最大值(在没有冗余和噪声时)的25%。由于冗余随着锋电位频率提高非线性增加,神经元应该使用符合要求的最低锋电位频率。于是,接下来的原则就是,**用可以接受的最低频率传递信息**。这既节省能量,也节省空间,因为传递更高信息率的锋电位需要更粗的轴突,而体积是以直径的平方增加的(图4.2)。[8]

嗅觉,哺乳动物最早的主要远程感受系统,将这些原则几乎发挥到了极致。植物、捕食者、配偶等释放的气味化学分子,经由鼻黏膜缓慢扩散到位于鼻内和喉内(两者的化学传导机制也比较缓慢)的受体神经元。气味分子是相对稀疏的,它们的信息率也比较低。这允许嗅神经成为脑内最细的轴突(图4.2)。通过严格遵守这两项设计原则,嗅觉化学感受器成了有可能最廉价的远程感受器。

形成鲜明对照的是,在耳蜗中用来检测声音的听觉毛细胞,避开了太慢的化学信号。它们通过直接开启一个离子通道来放大机械力。这造成了极高的信息率,要求至少15根很粗的轴突产生高频锋电位将信息传递到中枢。作为视锥细胞的光感受器在日间捕获的光子速率超出了锋电位可以直接传输的信息率。于是视网膜环路在由视觉轴突将信号传入大脑之前,在两个阶段处理和压缩了信号。有些信号由较粗的轴突高频传递,但大多数由较细的轴突低频传递(图4.2)。[9]

再一个神经设计原则是**减少连线**。神经元将其接受输入信号的树突置于输入源附近,将输出信号的轴突置于靶附近。例如,大脑的时钟

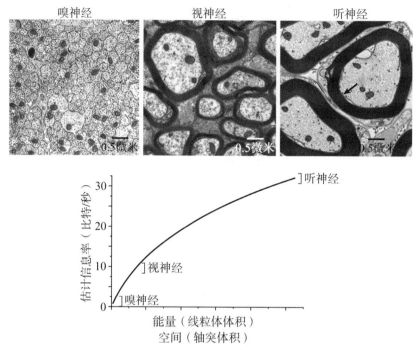

图4.2　大脑使用可接受的最低频率输送信息以节省空间和能量。上：三种感觉轴突的横切面，放大相同的倍数。平均锋电位最低的嗅觉轴突是大脑神经元轴突中最细的，平均锋电位中等的视觉轴突要粗一些，而具有最高平均锋电位的听觉轴突是大脑中最粗的。这些较粗的轴突有髓鞘包裹(深色层，箭头所指)以增加传导速度。最粗的听轴突比最细的嗅轴突要多用100倍的空间和能量。下：信息率的倍增需要的空间和能量成本会大于倍增。因此，只要有可能，神经设计就试图停留在这条曲线的陡峭部分

神经元集群(视交叉上核)位于其输入源(视束)和其输出靶(轴突指向的邻近垂体的神经内分泌细胞)之间(图4.1)。当然并非每个集群都能精准地位于输入和输出之间，但原则是在排布限制下尽可能靠近。

　　为进一步缩减连线，神经元根据功能分离。按功能分离使共享的输入不需要穿越无关细胞的"草丛"而直接到达目的地。因此，在下丘脑内，功能相关的神经元形成集群。这种分离连接获得的节省也解释了大脑灰质(神经元+树突+细轴突+突触)和白质(紧密的有髓鞘轴突

束)的分离。这些规则确立了以下观点:大脑对空间的使用与肺和肠道一样,是由物理定律给出的最佳条件决定的。[10]

高效设计还有一个原则是,**只按需接受和发送信号**。例如,下丘脑需要视网膜的光信号来设定时钟,但它不需要很高时空分辨率的所有信号,所以在小鼠视网膜的5万根不同直径的轴突中,视交叉上核只接受了很少(500根左右)的最细、锋电位频率最低的轴突输入,恰好满足同步时钟的需要。同样,因为依赖于来自内脏的较慢的化学信号传递和较低的信息率,下丘脑可以使用全脑最细的轴突处理和输出信息率低的信号,使自己在所有脑区中能耗最小。[11]

但这些原则还剩下一个问题:一个微小的下丘脑如何管理如此多的不同行为。下丘脑的不同神经元集群整合了关于特定需求的一套特定输入,如体温调节、进水、进食和交配。例如,进食集群整合来自血液、胃、肠道、肝脏、脂肪细胞和骨骼,外加大脑皮层关于进食机会和安全性的输入信号。当这些输入加和,作出"开吃"的决定时,下丘脑的这个集群选择出储存的、由延髓和脊髓中低水平模式生成器操作的自主性行为程序(图4.1,启动进食)。所以,一个综合性的下丘脑决策,是由垂直延伸的、体积比下丘脑大上百倍的模式生成器执行的。医学相关的实例将在第五章讨论。

提高效率的关键是,在高层次进行整合并发出"执行总结"。下行的下丘脑束用很细的轴突上的几个锋电位来实现。这个原则适用于大脑所有的长距离传导束,因此它们共享一个几乎相同的结构,即绝大多数的细轴突加上少数的粗轴突。因此,视束和皮质脊髓束——传导对视觉和运动的计算的执行总结——也采用了相同的结构;还有穹隆,一个将高层记忆储存的执行总结传递到下丘脑的传导束(图4.3),也是如此。穹隆靶向下丘脑神经元集群,这些神经元的损失正造成了引言中提到的"迷失的吉米"灾难性的记忆丧失(图0.1)。

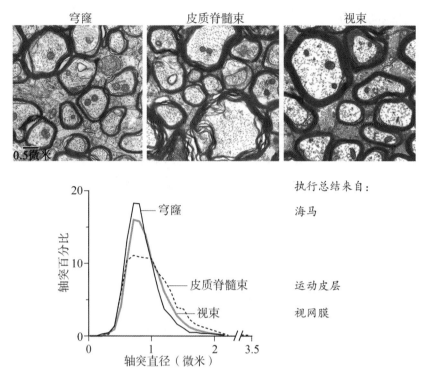

图4.3 发送执行总结的轴突束共享同一种经济的设计。上:大脑三个主要神经束的横切面显示共同的结构:很多细轴突和少量粗轴突。下:轴突直径的分布也很相似,都偏向细的方向——将轴突直径减半可以将空间和能量成本减少至四分之一。为实现这些节约,中枢神经束可以使用较低的平均放电频率发送"执行总结"。穹窿将信息从海马记忆储存区送至下丘脑

　　总结一下,哺乳动物大脑的结构和布局,和其他器官一样,在早期就奠定了(第三章)。这就是我们可以在自身的大脑中轻易识别出啮齿类大脑所有核心结构的原因。哺乳动物大脑从开始就遵守效率原则,最初它们主要依赖相对较慢且不精确的嗅觉来获得距离信息。嗅觉很廉价,但最终限制了性能和适用性,就像个头限制了草履虫(第一章),缺乏两侧对称限制了水螅(第二章),变温限制了蜥蜴(第三章)。最后一个分支的猿猴,投资了视觉作为高端的数据获取方式,非常昂贵但非常值得。现在,这个分支的灵长类可以快速扩张信息量及神经计算能力。[12]

猴—猿—人

　　我的邻居,一个聪明的户外运动爱好者,最近在一次烧烤聚会上和我闲聊。在告诉我从上次见面后他戒了酒和所有其他不良嗜好之后,他带着微笑且有点阴谋论地点头问我:"告诉我,你真的相信我们是从猴子变来的吗?"显然,他觉得我会供认这是所有生物学家从1871年[13]开始重复的巨大玩笑,绝对不可能相信的。当我说"绝对是!"并表现得急切地想解释时,他走开了。我放他走了,这毕竟只是个聚会,但要理解人类设计的原因,我们必须深入地思考我们的"体内猴"。[14]

　　早期的哺乳动物,比如啮齿类和食肉类,用长鼻子嗅着地面,主要通过嗅觉收集信息。闻味道还可以收集许多私密的社会信息,虽然这需要贴得很近。鼻子贴地的信息收集方式,要求动物拥有巨大的耳郭,以定位朝下看的眼睛会错失的较远的机会或危险。但当动物用爬树替代鼠窜之后(就像非洲灵长类的若干分支所表现的),在微风中扩散的气味在时间空间上变得意义不明。所以猴类减少了嗅觉,缩小了耳郭,但扩张了视觉,这也解释了灵长类的表情(图4.4)。

　　在一个更大的脑袋——使双耳之间距离更大——上装上耳郭,可以更好地在水平面定位声音。恒河猴定位可以精确到5度(伸直手臂

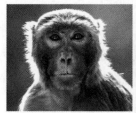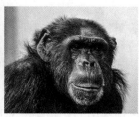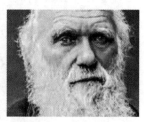

图 4.4　恒河猴、黑猩猩和人减少嗅觉感受器,改变听觉感受器,大幅扩增视觉。这极大地提升了对长距离信息的收集效率。这个变化虽然价格不菲,但对灵长类食物采集和社会交流的进步是必不可少的。比如,达尔文的皱眉头立刻传达了他的慢性焦虑。从左到右:恒河猴(*Macaca mulatta*,2500万年)、黑猩猩(*Pan troglodytes*,600万年)和智人(*Homo Sapiens*,10万年)

后你眼中大拇指的宽度），人则可以精确到1度，与视网膜的高精度相匹配。一旦耳朵可以定位感兴趣的物体，听觉和高分辨视觉可以协作实现短距离交流。听觉灵敏度集中在声波低频段，1000—4000赫兹，因为处理这个频段的信息可以节省能量和大脑空间。相应地，声带的构造和运动系统的编程，也在语音和音乐中表达这个频段。简单地说，人类发出的声音正是其他人可以最经济地听到的（图4.5）。[15]

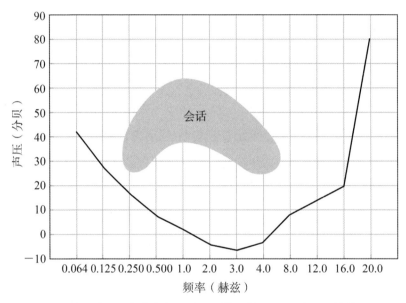

图4.5　会话水平的频率包与提升的听觉灵敏区（250—4000赫兹）匹配

精细的空间视觉为在环境中快速获取明显特征，如形状、取向、颜色和三维关系等，提供了巨大潜力。更重要的是，当猴将前肢转化为手以后，视觉可以指导精巧的操作并允许通过动嘴和肢体语言实现交流。[16] 精细视觉还可以检测转瞬即逝的表达情绪和意图的面部表情的细微差别。这样获得的信息量远远超过嗅屁股，所以恒河猴用视觉替代嗅觉作为发情的信息来源。一只雄性恒河猴会为了获得看到雌性动物会阴图像的机会而努力。[17] 如果我把这个消息作为我们起源于猴类的证据告诉那个充满怀疑的朋友，他也许会留下来听完我的讲座。

视觉感知的设计 [18]

光感受器将捕获光子的能量通过化学方式放大100万倍左右。这个放大的化学体系与嗅觉相似,但嗅觉系统的信号来自缓慢扩散着透过黏膜的每秒几百个气味分子,而一个光感受器——视锥细胞,每秒可以捕获10^8个以光速传导的光子。每个视锥细胞可以产生关于某一点的富含时空信息的电信号。早期哺乳动物将视锥细胞广泛分布于整个视网膜,将信号汇聚到较大的神经元(节细胞),其轴突经视神经到达大脑。因此早期视网膜的空间分辨率不是由单个视锥细胞而是由节细胞的粗糙阵列决定的。

猴通过将视锥细胞聚集到一起,形成一幅精细的马赛克图片(分辨率和iPhone相近),并将每个视锥细胞与一对侏儒节细胞联结,后者形成传入大脑的专线(图4.6),改善了视锐度。这样在直到大脑皮层的第一个视觉区(V1)的整个传导路上保持了图像的空间细腻程度。这就设计出了一个致密的多像素阵列,每个像素都有专线的设计给了灵长类6—10倍于其他哺乳动物的空间分辨率。[19]更重要的是,每种视锥细胞分别表达对短波、中波和长波敏感的色素,其专线也保留了波长差别。因此,猴的高空间分辨率系统中毫无额外成本地叠加了三元色觉。这些特征被黑猩猩和人一丝不苟地保留了下来(图4.6)。

致密的视锥细胞阵列不能布满整个视网膜,因为要给夜视时捕获稀疏光子的视杆细胞留出空间。更重要的是,如果整个视网膜都用专线,视神经将会难以想象地粗壮,视皮层将会难以想象地巨大。因此,灵长类演化出经济的设计:将致密的、有专线的视锥细胞阵列限制在视网膜中央的一个小区域(中央凹)。

虽然中央凹只占视网膜总面积的0.01%,但需要V1的10%来像样地编码其所有信息。因为有6条眼外肌——运动系统——以快速眼跳

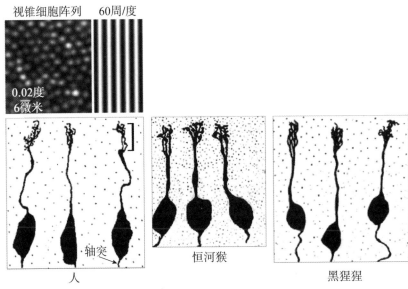

视网膜中的侏儒节细胞

图4.6 昼行性灵长类的一小块中央视网膜(中央凹)增加了空间分辨率和光谱分辨率。左上：人类视锥光感受器马赛克阵列的最佳排列令人想起肠道微绒毛的排列(图3.3)。这个密集的像素阵列以高达每度60周的分辨率编码图像。右上：高空间频率光栅的一个周期(一个亮条和一个暗条)覆盖两个中央凹视锥细胞，视锐度是啮齿类和食肉类的10倍。下：为捕获和传输这个高空间分辨率的视锥细胞阵列，要为每个视锥细胞配备两个侏儒神经节细胞。侏儒神经节细胞从单个侏儒双极细胞(未显示)接受突触输入，后者接受单个视锥细胞的输入。左侧图中的括号标记的，是扩大了膜表面积的细小分支区域，接受双极细胞大约50个突触输入。节细胞将其细轴突通过视神经(箭头)将信号接力到初级视皮层。这里显示的三种灵长类动物的侏儒系统是无区别的，只是恒河猴因为眼球略小，所以分辨率稍低

移动中央凹，注视感兴趣的物体，所以整个视网膜就像都是高分辨率的了。这个眼动系统用几个眼跳就可以定位新异的物体并注视最具信息的点。这个点在人脸上位于面部中线处双眼下方，当一张脸出现时，人的中央凹精准地跳到这个位置。[20,21]

每个视锥细胞专线一直维持到V1。在那里，它们汇聚到可以最好

地表征空间分辨率和空间位置的单个视皮层神经元。这个编码利用了自然场景的物理性质,任何场景只需要少数几个神经元的几个锋电位就都可以表征。这种稀疏编码的完整解释会很专业,被认为是皮层计算关键的效率核心。[22]

分别来自两只眼睛的专线在V1最终汇聚到单个皮层细胞,使之可以编码立体深度视。在这里,来自每个视锥细胞的信号被发散到成百个皮层细胞,而每个皮层细胞也接受成百个来自双眼的视锥细胞的输入。这可能会造成一个非常糟糕的缠结,使用很多昂贵的连线。为了避免这个结果,代表左右眼的神经元聚集成平行的交替条纹,使汇聚到单个神经元的连线最短。这个分离神经元使连线最短的策略在早期哺乳动物中就已出现,但在巨额投资视觉的灵长类中达到巅峰。如图4.7显示的恒河猴的V1与人类的V1几乎完全相同,可见这个特征在2500万年时间内一直是保守的。

一言以蔽之,灵长类更多地投资比嗅觉系统昂贵的视觉系统,因为后者能以快得多的速率捕获信息。下一个挑战是从V1的高效编码中提取信息,从背景中区分关键特征,比如边缘、深度、运动和颜色,并将其组织成信息流,使更高水平中枢可以有效使用。这是在下一个皮层区域V2实现的。而V2进一步将轴突投向前方的颞叶和额叶中更小的模块,实现特定的知觉。V2是视觉通路中一旦损伤就可以抹去所有特征及致盲的最后一个区域。[23]

知觉和运动控制的模块设计

在V1和V2之后,皮层特化是为了可以快速鉴定对动物重要的特征。重要的东西很多,有些区域编码场景的结构,比如视角、新奇性和可及性;有些区域辨别物体,还有一些区域编码物体的空间取向以指导手对其抓握,[24] 或辨别物体的运动以指导对其捕获或避让。特别是,有

恒河猴

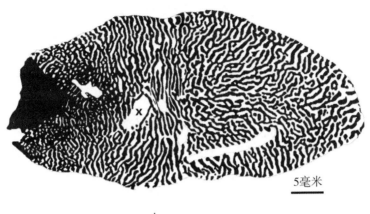

5毫米

人

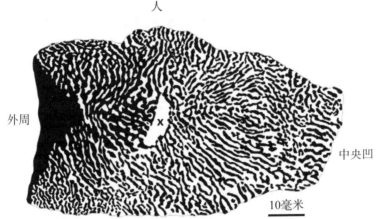

外周

中央凹

10毫米

图4.7　恒河猴和人类的视皮层的结构是完全相同的。浅色区域的神经元主要对一只眼睛反应而深色区域的神经元对另一只眼睛反应。这个布局允许代表每只眼睛的连线发散和汇聚到多个神经元并通过双眼线索计算深度。这个特定的交互条纹布局使用的连线最少。图像中央以X标记的浅色区域代表视神经离开视网膜的通道

些区域编码面孔。

　　恒河猴的皮层中,有6个区域的神经元只对面孔有反应(图4.8)。[25]其中邻近V1和V2的区域对从特定角度观察的面孔有反应,这些区域的轴突投射至前颞叶的AM脑区,其神经元整合信号并对从任何角度观

察的面孔都有反应。[26,27] 这 6 个区域大概占 V1 的 20% 和整个皮层的 2.5% 大小，提示猴对识别面孔的巨大需求。每张面孔都会提供重要信息，比如熟悉程度、性别、年龄、情绪和意图，这些信息大多数都需要快速处理，所以还需要进一步计算。

眼睛被编程为每秒跳跃三次，扫描视野。一旦识别出面孔，它们立即探索面孔。AM 知会一个邻近的皮层下集群（杏仁核）指示皮层（前眼区）密切扫描面孔。如果猴的杏仁核受损，眼动就无法从所视事物中选择面孔。[28] AM 还和其他两个面孔区域 PR 和 TR 偶联。这些区域提取附近"陈述性记忆"储存区（海马）中的信息，确定面孔是否熟悉。[29] 至于阅读面部表情，若干个额叶皮层的面孔区域（PA、PO 和右半球的 PV）处理传达情绪和意图的面部运动，如眉毛抬起、鼻孔扩张和咂嘴。

"制造"一个面部表情需要几个"面部运动区域"（sM1、M1），在人类中，它们位于控制语言表达的区域的外侧。其他更近中线的运动区（M2、M3、MFC）控制面孔-面孔相互作用，并与全部用于处理社会互动

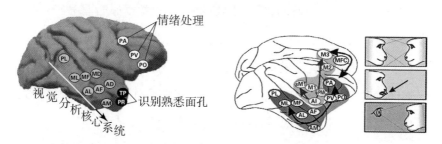

图 4.8 灵长类皮层着重投资许多相互联系的小区域，以识别面孔及其传递的信息。左：早期视觉皮层沿"腹侧通路"投射到一系列颞叶小区域，汇聚到一个叫 AM 的区域，最终区别面孔和圆形物体。AM 投射到皮层下的杏仁核，它指导眼球运动系统追踪面孔。AM 还与 PR 及 TP 两个区域偶联。PR 从邻近的"陈述性记忆"储存区（海马）提取信息以识别面孔是否熟悉，而 TP 去完成知觉。右：9 个面孔小区的视觉系统与读取和协调面部表情交流（如"咂嘴"）的区域偶联。在人类中，这些皮层区域扩张，以协调会话。靠近前额叶中线区的运动皮层介导面孔-面孔相互作用

的皮层网络相偶联。[30,31] 所以，随着面孔处理从感觉到知觉到表达，经济的原则再次重复：专用模块只计算需要的信息，模块集群以最少连线相互连接，稀疏编码用最少的锋电位。有些模块，比如对情绪处理有贡献的PV，只局限于一侧半球（图4.8）。这样的跨半球特化代表了在给定空间扩大计算能力的设计特征。

面部表情，虽然含蓄且转瞬即逝，但可以传递极其重要的信息。不过，对这项功能而言，皮层投射到低级水平模式生成器的"执行总结"过于粗糙了。对支配面部肌肉运动神经元的精细控制，要求配备运动皮层到面部肌肉运动神经元的专线。类似对声音及触觉交流的精细控制，也需要大脑皮层运动神经元的专线控制声带、嘴唇和手指。像视觉中的专线一样，这些投资是昂贵的，但如果面孔、声音和手势要表达或隐藏头脑及心底的想法，它们就是不可或缺的。

这些苛刻的投资也反映了模块设计的高效。精细的感觉和运动之所以成为可能，是因为每个区域只选择其所需信息。一个具有支配面部、声带和手指运动神经元昂贵专线的区域，也接受来自服务于认知、情感和抉择的区域的丰富输入，所以，它的知识支持了它的价格。[32] 而执行要求不太高的任务的运动区可以更俭朴地工作。因此，一个"视觉抓握区"可以提供一个粗略的分析，指导一个"运动抓握区"向脊髓模式生成器发出一个粗略的总结，使手部肌肉进入粗略的抓握顺序。[33]

在猴中促进社会交流的模块保留到了人。因为这些环路精简且分离，所以其损失或掉线会导致奇怪的症状。比如，我们可能失去识别面孔的能力（面孔失认症），但仍能识别物体；或者我们可以识别面孔但丧失了辨别情绪表情或回忆其相关情绪历史的能力。这可能导致认为亲密伴侣是冒名顶替者的执念（替身综合征）。这些奇怪的掉线症状的发现，为皮层环路将复杂功能进行分隔提供了最早的证据。[34]

我们的"体内猴"

智人从与恒河猴的最后一个共同祖先处保留下来的完整清单既长且深。我们保留了直立的进食姿态、自由的双手、三色高清双眼视觉，以及将中央凹移动到面部信息最丰富处的能力。我们保留的技术策略有：高效视觉编码，分割图像，以包含专用环路的模块进行知觉处理加之有效连接这些模块。我们保留了可驱动的精细触觉（指尖、嘴唇和舌），处理听觉和触觉的脑区，以及皮层对用来交流的肌肉的精细控制。我们保留了丰富的杂食食谱（昆虫、水果、种子、蛋、小的啮齿类），以及更依赖敏锐视觉和认知能力而非蛮力的采摘方式。

这些能力反映了我们所保存的功能结构可以到达的最细微的水平。例如，我们保留了视网膜细胞的形态及它们之间的联系，我们保留了参与每个联系的突触数量、突触前膜上突触"缎带"的数量，以及锚定在"缎带"上的可以同时释放的囊泡数量。我们保留了囊泡的大小、神经递质（谷氨酸），以及在每个囊泡中谷氨酸分子的数量。更重要的是，我们保留了将囊泡附着于突触前膜的多种蛋白质分子，以及触发囊泡融合细胞膜以将内容物倾倒入突触间隙的钙离子通道。我们保留了与谷氨酸结合后允许离子流入细胞触发动作电位的突触后受体的分子亚单位。

我们在从米到微米到纳米尺度保留的所有特征，对达尔文关于从猴到猿到我们传代的猜测提供了可以想象的最强证据。达尔文的推断是基于天量的形态相似和行为相似。可以想象，所有这些会来自技术上被称为"趋同"的可能，也就是通过不同途径发现了对同一问题的相同解决方案。我们现在已经知道，所有生物的基因密码几乎完全相同，这产生了所有相似的关键蛋白质和转录因子，这导致了上述的所有相似。所以，达尔文的有变更的传代（descent with modification）理论已经得到了可以想象的最高标准的证明。

智人修饰了什么

演化的核心趋势——增强蕴含的信息,在我们和恒河猴最后的共同祖先上得到了巨大的提升。对视觉和强烈社交的投资刺激了快速的改变,造就了一类聪明的猿。600万年前,当这一类动物分支后,一支产生了黑猩猩属(*Pan*),另一支产生了人属(包括尼安德特人和智人)。我们活着的最近的近亲,黑猩猩,与恒河猴相比,大脑扩增了三倍并有大量皮层折叠,而人类将大脑扩增了13倍(智人)到15倍(尼安德特人),并且有多得多的折叠(图4.9)。

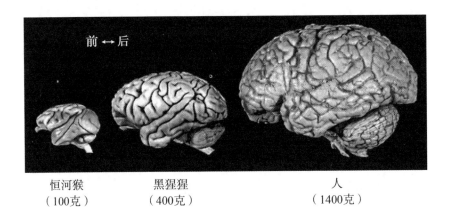

恒河猴 　　　黑猩猩 　　　　　　人
（100克）　　（400克）　　　　（1400克）

图4.9　与恒河猴大脑相比,黑猩猩大脑扩大了三倍,智人的大脑扩大了13倍。黑猩猩和智人都大幅增加了皮层折叠

黑猩猩大脑皮层的改变适合其在茂密的非洲森林的生活。它们从只要用手或者一些简单工具就能获得的食物(比如用石头敲开果壳或用稻草在白蚁巢穴"垂钓")中得到95%的卡路里。但它们不去捕鱼或合作狩猎大型动物。黑猩猩5岁时就学会了采摘技术,在经济上取得独立;10—15岁时,提升采摘技术并开始繁殖。其采摘技术保持稳定到40岁前。然后开始下降,死亡率随之急剧上升。到45岁,大多数黑猩

猩在漫游了相对较小的一片森林（10平方千米）后就死了（图4.10）。[35]

人类大脑皮层的改变使其可以获得5倍于黑猩猩可获的卡路里。现代猎摘人，从直接可见的食物中获得不到10%的卡路里，30%以上卡路里来自"提取资源"：自地下挖掘，从硬壳中提出，或者通过处理去除毒素。大约60%的卡路里来自热带雨林的狩猎（12 000平方千米）。狩猎和采摘技术都需要长期学习。比如，在委内瑞拉低地丛林收集根茎的希维女性，她们每日的产出持续增加直至35—45岁，而男性20—45岁期间，狩猎的产出能提高三倍（图4.10）。

在掌握采摘技术所需的几十年学习和训练中，不同的脑区和传导束按照需要在不同的时间成熟，视觉和提供体力的运动束大约在30岁

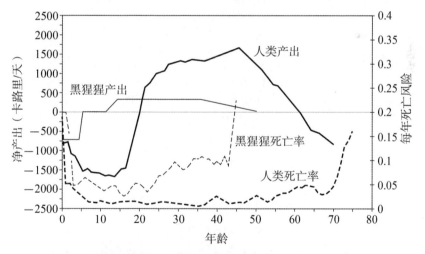

图4.10　黑猩猩和人类采摘者全生命食物产出比较。黑猩猩在5岁之前是净消费者，它们从10岁开始有正向卡路里转移，其生产力到15岁达峰，并且它们在15岁开始生殖。黑猩猩维持正向转移直至35岁，随后其净产出下降，45岁左右接近0，死亡率陡然上升。人类采摘者20岁之前是净消费者，随后开始正向卡路里转移并持续增加至45岁，然后60岁时下降到接近0，死亡率开始上升。近期在不同地点进行的关于黑猩猩的研究，发现了与采摘者相似的长寿黑猩猩，[36]但这并不改变关键论点，也就是人类需要存活足够长的时间来偿还卡路里负债

中期成熟,然后下降,而能触及大量信息储存、提供洞察、计划、冲动控制和抉择的前额叶束,大约在40岁中后期成熟,并保持稳定直至60多岁(图4.11)。从缓慢发育的大脑最大程度地受益,需要长寿。这个将脑的大小与长寿有效偶联,是我们"活70年"的生物学基础。

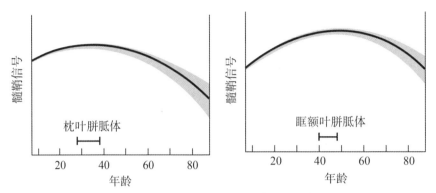

图4.11 联系两个半球的粗大轴突(胼胝体)缓慢成熟。整合视觉信息的枕叶区域28—38岁达峰然后开始早早衰退。支持认知、计划和抉择的眶额叶区域,40—48岁达峰并维持高位至70岁左右。轴突的髓鞘含量是由磁共振的R1(1/T1)信号测量的。阴影部分是模型拟合的95%置信区间

黑猩猩的家庭结构绝不可能适用于人类。一头雌黑猩猩必须将其幼崽快速抚养到独立才能再生一个,因为它无法从幼崽父亲那里得到任何帮助。缺乏营养支持的一头雌性黑猩猩可以支持一个适中的大脑生长5年,但无法支持几十年需要大量卡路里转移的大脑(图4.12)。

人类的家庭结构允许一个新生儿在抚养者处积累20多年的卡路里负债,并用之后的25年通过对他们后代的卡路里转移偿债。在45岁后,当采摘技能达到巅峰时,正向的卡路里转移更多的是对**孙辈**了。[37,38]如果将人类的食物生产累积压缩到黑猩猩的预期寿命中,那么20年的卡路里负债是不可能偿还的,净生命产出将会是负数,物种就会消失(图4.12)。换句话说,人类的生命周期**必须**延长并有足够活力,使45岁以上的个体还能贡献额外的营养,在简单替代之外来扩大种群,不然的

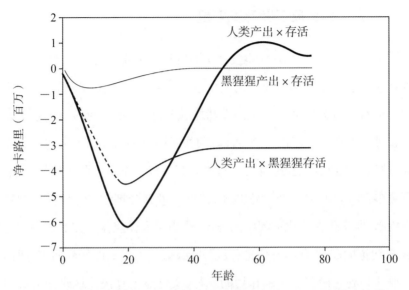

图 4.12　智人比黑猩猩在更长时间内积累更大负债,需要更长寿命来偿还。这些曲线是用每个年龄的净产出乘以存活概率然后在所有年龄进行累加得出。杂合曲线结合了人类生产率和黑猩猩的存活概率。这些曲线表明,人类必须活过中年才能使全生命净产出为正

话,随机波动可能就会引起灭绝。

　　可以偿还这个恐怖的债务的三代家庭结构要求一定程度的一夫一妻制和其他群体成员的补贴。要使雄性不能像其他灵长类如狒狒中那样杀婴。[39] 雄性也必须在20年中,保证对家庭的卡路里作出实质性的贡献,并感恩祖辈和非家庭成员的贡献。虽然这并非必需,但智人改变下丘脑-垂体对生殖行为的控制,使性接受能力和排卵脱钩。于是雌性可以持续接受性行为,一夫一妻的可能性得到改善。随之而来的是后代属于提供看护的雄性。这将杀婴的动机转变成了珍惜其基因投资的动机。这可能也助力雄性之间从相互对抗转变为合作,并鼓励三代之间的情感联系。

智人大幅扩展了其计算容量

当智人扩张其大脑时,也发展了新的行为来帮助协调多个过程,而管理这些过程是早期灵长类内在生理的一部分。这里有一个循环:采用一个新的行为以补充一个内在功能,表现这一新行为的个体繁殖能力超过不表现这一新行为的个体。很快,该物种的物理设计,包括其大脑,被稳定地改变以拥抱优势。这为计算释放了更多资源,但同时也**需要更多计算**。所以每经一轮循环,计算容量都会扩张。这个循环的精准机制,即文化在演化进程中的表现,是当下人类演化研究的核心。这是一个重要的"先有鸡还是先有蛋"的问题,但就目前的研究而言,我们只要认识到它确实是在起作用的就行:文化显著且快速地改变着身体和大脑。[40]

首先,智人外化记忆。当一个大脑获得的知识可以被其他大脑存储,就可以被广泛共享,用以创造实物及社群活动。共享知识对外化其他生理功能,如消化和体温调节是关键。

智人通过掌握火的使用及烹饪,显著外化了消化。烹饪将硬的纤维食物变软,允许自然选择减小牙齿和颌骨。烹饪破坏毒素,允许自然选择降低肝脏减毒的代价。烹饪将大分子降解成易于吸收的单体,这允许胃变小、肠道变短。烹饪还能使给定的采摘投资或给定的狩猎风险产出更多卡路里。[41]用于烹饪的火焰还能减少夜晚的寒冷,它将体温调节部分外化,减少了取暖的代谢成本,从而允许线粒体ATP合酶更有效地与氧化偶联。[42]

在大约100万年前,智人就在灶台上做饭了。[43]从动物的骨头我们了解到,社群成员聚集在灶台边用餐,他们可能还互相顺毛、依偎,还会讲故事,以进一步外化知识及更新循环。我们对烟味的偏好是和灶台上的烹饪有关的,再加上温暖和柔光,就像我们较小的牙齿和较短的肠道一样，都被整合进了人类设计。这种**深入骨髓的偏好**可以部分解释现代餐馆的菜单和环境设置，甚至解释和我那个不信演化的朋友在烧烤聚会的相遇——我们去那里都是为了同伴和肋排。

智人用服装进一步外化了体温调节。即使在热带，温度也会在夜晚或高海拔处急剧下降。因此人会有遮盖的需求，尤其是在睡觉时，下丘脑的时钟调低了体内的"火炉"。当向高海拔或高纬度迁移时，服装对防止小个身体（也就是身体表面积与体积之比更大）的失热极为有用。于是，就像烹饪带来了更小的牙齿和颌骨、更短的肠道，服装允许了更小的发电厂和更高效的线粒体氧化偶联。

制作服装的工具和技术在智人向北方迁徙时可能已经成熟。服装在考古学记录中是很难保存的。但人的体虱需要服装作为它们必要的生境。因此，根据虱子的分子遗传学，服装起源于7万年前，与智人走出非洲的时间大致吻合。[44]但是似乎很难相信尼安德特人可以没有服装而在北欧生存。所以他们可能使用了无法留存至今的木锥制衣。[45]

外化的体温调节要求大脑皮层的重要升级。缝制服装肯定要求有灵巧的手指，因此更多的皮层轴突直接到达控制手指的脊髓运动神经元。但用动物皮毛制作一件斗篷还需要耐心——来自对远期目标的预期和投入。这还要求特定的知识：如何清理动物皮毛，如何使用来自特定植物提取物和由动物脑浆制作的油腻乳液硝制皮革。这也要求测量、裁剪，以及用来自特定植物的纤维或动物的韧带进行缝合。这还要求有工具：石刮和石刀，骨锥和骨针。最后，服装生产要求交互行为的沟通：教和学，也就是服装学校！

大脑皮层升级也会要求更多的皮层轴突到达脊髓和脑干神经元，以改进姿势、面部和声音的交流。这也会要求前额叶皮层增强负责工作记忆、评估、抉择和计划的环路。这也要求从社区最好的植物学专家那里学习哪些是产出最多单宁的植物、具有最好纤维的藤蔓，从皮革专家那里学习如何制备皮和筋,从制造专家那里学习如何制造石刮和木锥。这也要求通过更强的情感交流和绑定来强化合作。有三条途径可以实现这些规格齐全的全套神经升级。

智人如何升级其计算容量

第一条途径是增加不同皮层区域的数量。当人类大脑的体积达到恒河猴的15倍而触顶时,每个半球大脑皮层的分区倍增至大约200个(图4.13)。[46]这些包括几乎完美复制(按比例增大)的特定恒河猴脑区,比如视觉区,以及更加细化的其他区域,比如面孔识别区,比如额叶区转化成负责计划、工作记忆和高水平社会交互的区域。但恒河猴的社会交流区,如咂嘴唇区域,在人类中转化成了处理语言的新的庞大复合体,总共有15个区域。然而,仅仅倍增脑区数量还是不够的。

升级计算的第二条途径是将两个半球的对应区域特化到不同的计算中。左半球的语言复合体,位于听觉、视觉和触觉信息输入流的高层附近,也位于其输出目标——控制脸和手的运动区附近(图4.13)。所以,用右半球对应区域执行对音乐的并行计算会是更高效的,因为音乐和语言一样也是其他灵长类缺失的功能。与此假设一致,与左半球的连接断开影响语言但不影响音乐,而与右半球的连接断开影响音乐但不影响语言。[47]来自功能成像的证据更为复杂,但并不矛盾。[48]

面孔识别、空间映射和非语义记忆的一些方面,也在右半球计算,[49]而一个对阅读极为主要的视觉区只位于左半球。[50]两侧半球非冗余的环路如何扩展皮层计算还远未被理解,但可以带来可观的优势。因为一旦皮层区域的大小和数量触顶以后,这是单个大脑扩展计算容量的最后途径。

第三个途径是升级社群的计算容量。此途径的关键在于,单个大脑省略了特定功能。比如,有些个体,约占群体的2%,生来就没有识别

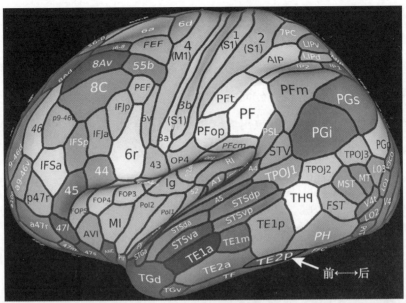

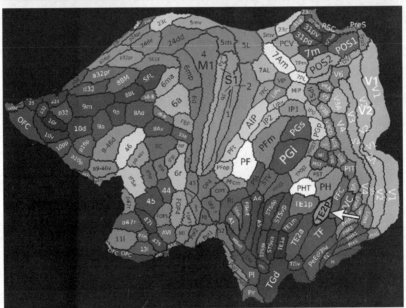

图 4.13　人类每个半球的大脑皮层特化为 200 个左右的不同区域。上：左半球侧面观。有 15 个与语言相关的区域。前端面部运动区附近的集群支持语言表达，后端邻近听觉区和视觉区的集群支持语言理解。TE2p 区（箭头所指）对应于视觉词形区（第五章）。右半球的相应区域经常服务相关但不同的功能。下：左半球平展图，显示相对大小和区域分布，包括 TE2p 区

面孔的环路(先天脸盲)。萨克斯医生就是其中之一。另一些个体,约占群体的4%,生来就没有处理音乐的环路(先天乐盲)。[51] 这些省略是实质性的,比如人类梭状回面孔复合体占大脑皮层的1%,音乐环路可能也差不多。每一项省略都会释放出一些资源来扩展其他环路。因此在某些个体,先天脸盲释放出的空间可能被用于音乐,就像萨克斯医生的情况。[52]

在一个社群内,一个个体缺乏的某个功能可能会被另一个体该功能异常发达所补偿。所以为了补偿先天脸盲个体,会有认脸达人;[53] 为了补偿先天乐盲,会有音乐神童。由于缺失的环路及其补偿会占群体的几个百分点,一个几百人的社群会有较大的机会拥有全部自然天赋。[54]

先天才能还要在发育过程中加以锻炼,比如一只猴子发育过程中被剥夺了瞥见面孔的机会,那么通常用于面孔识别的大脑皮层将会被其他功能占据。同样,由于大脑皮层具有可塑性,先天环路能通过训练而放大,使它们产生新的联系,从而强化它们的功能。练习提升了外科医生触觉的敏感性、小提琴手的手指速度和灵活性,扩展了出租车司机关于城市的脑内地图。这个过程快速且持续,比如,负责手指的大脑皮层会在24小时内重塑。[55] 当一个环路扩张时,其他缺乏训练的环路回撤。环路必须使用,不然就会丢失。因此,职业棒球选手必须每天进行击球练习,音乐家也必须持续排练。先天的才华倾向于得到最多的训练,因为这样最有成就感。

每个特定的天赋技能包,加上有奖训练的雕琢,赋予每个个体的大脑皮层独一无二的形式。这可以帮助解释人类的沟回组成:每个区域的大小和位置与其他物种相比会有很多的变化。[56] 这个设计培养了一个由"专家"——猎人、医生、水手、裁缝,等等——组成的社群。他们整合的计算容量远远大于每个大脑都相同的社群的计算容量。当然,这要求专家们合作。所以智人的设计必然包含了**极端的个性**和**极端的社**

会性。

对于计算的扩容,这个专家社群的设计是精彩的。但当个体在他人身上看到自己缺失的才能,会产生心理上的忧虑:自我怀疑,嫉妒,羞耻,等等。更重要的是,所有人都需要合作的设计会导致各种可以想象的人际冲突:贪婪,恐惧,不一而足。因此,这个设计需要更多额外的先天行为来缓解心理紧张,保持社会凝聚力。这些行为也许可以共同被称为"神圣实践",神圣的意思是"对不可言表事物的崇敬",是日常语言无法表达的感受。正是神圣实践的能量,让吉米在丧失记忆造成人际关系能力受损后还能保持"心智完整"。

神圣实践很早就出现了

神圣实践包括性、音乐、舞蹈、戏剧和大量围绕出生、成年、结婚和死亡的统一仪式,它包含故事、笑话和祷告。这些实践可以诱发强烈的情绪,诸如可以在一定程度上缓解内心紧张和人际关系紧张的敬畏、喜悦、悲伤和欢笑。制造和处理这些活动的环路占据了皮层相当的面积,这是对艺术的投资。对语言环路的投资可获回报似乎显而易见,但对绘画和音乐呢? 依据"只有在必要时才会使用昂贵的环路"的设计原则,制造和处理音乐、艺术、戏剧和幽默的神经投资的存在,正提示了这对我们的成功至关重要,可能是为了促进非亲属专家之间的长期合作。[57]

位于南非尽头面向辽阔南洋的布隆博斯石窟,在那里,7万年前,智人将引进的石料通过棘手的、被称为压力剥落的步骤,硬化制成了双面刀具。使用这样精细的工具,智人在平滑的石头上雕刻抽象的图形,并用在特殊容器里制造处理的褐土涂画。这些采摘者制造了骨锥和贝壳首饰,用来埋葬逝者。[58] 4万年前,当智人到达印度尼西亚时,严肃的艺术家已经在石窟里画画了(图4.14上)。[59] 而当智人4.5万年前到达北纬72度的西伯利亚时,他们屠杀猛犸象,由于当时的西伯利亚比现在寒冷,认真的工匠用骨、象牙和角所造的工具缝制服装,还创作音乐(图4.14下)。[60]

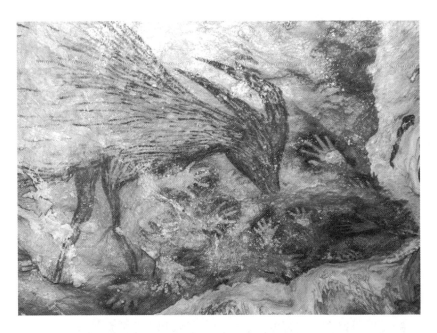

图4.14 上:印度尼西亚苏拉威西洞穴绘画。画中显示一头鹿豚("猪鹿")和若干用从骨腔中吹出的褐土印上的手。这至少是4万年前的。下:出土于北欧的4万年前的骨笛

采摘人还从事纪念碑建设——神圣实践最宏大的形式,建设过程跨越多个世纪,达到惊人的复杂性。最古老的实例,是位于土耳其东方的,包含6米高、重达10吨、饰以动物雕刻的T形石柱——哥贝克利石阵(图4.15)。建筑始于12 000年前,比农耕早2000年,比埃及金字塔早7500年,比巨石阵早6000年。[61] 大约6000年前,还是比金字塔更早时,在如今位于美国路易斯安那州的地方,"筑丘人"建造了包含墓葬仪式的纪念建筑。这个项目是数千猎摘人经过5个世纪建成的。[62]

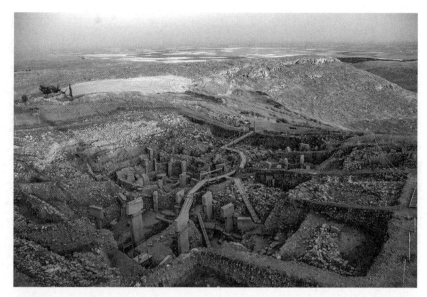

图4.15　哥贝克利石阵遗迹：在农耕到来之前几千年，埃及金字塔之前7500年，土耳其东部的采摘人建造的纪念建造。T形结构高达6米，估计重达10吨。这个遗迹的出土证明，神圣纪念碑早于农业，以及采摘人有能力支持这样大规模、多代人的社群项目

结论

尼安德特人和智人的家系在50万年前分离之后，[63]尼安德特人发育出强壮的躯体、粗短的四肢，以减少体表面积与体积之比，从而保存热量，这是为在北方赤裸生活设计的。而智人在6万年前离开非洲时，已经发育出纤细的躯干和较长的四肢。这个小了30%的身体和大脑，相应地也要求较少的燃料，加上有更高效的氧化偶联，实现了进一步节省。这些简单的优势，辅以服装，确实降低了猎摘的成本和风险。两个人种5000年的时空重叠期间，这个优势可能足以使智人的繁殖力远胜尼安德特人。

智人的手工、智力和脾气方面的技能，以及使群体穿上衣服的工具，在采摘中广泛使用，但他们也减少了采摘的**需求**，这就让他们有更

多时间思考、讲故事、画画、雕刻、做爱和创作音乐。智人居住地的人口密度是尼安德特人的10倍,有多得多的物品,也正是这个人口密度,加速了文化的发展。正如烹饪刺激了智人大脑最后的扩张,着装刺激了智人心智的扩张,这表现为计算容量和神圣实践的增长。

15万年前,智人大脑皮层的巨大扩张包含了左侧半球一个较小的区域,它就像一个潜伏的特工,等待被秘密任务唤醒(图4.13中标为TE2p的区域)。在5000年前,这个区域终于承担了其未曾预测的重要功能,而这在250年前引发了一些对这个星球和我们物种来说有些严重的问题。这就是第五章。

◆ 第五章

哪里出了问题

数学将越来越多地要求面对其结果的勇气。

——克赖顿

有些学者认为没有任何事情出了问题。他们觉得恰恰相反，在18—19世纪的启蒙运动后，人类的生活条件开始改善。如今，智人在任何方面都比以前好：享受着更好的饮食，更健康，寿命更长，更自由和安全，等等，而且还在变得越来越好。这些改善归功于理性和推理。他们说，现在我们可以想明白所有事情，因此所有的运动都是前进的。他们声称，对每个问题我们都有技术性的解决方案。[1]

启蒙运动的光明面是显而易见、无可辩驳的，但也有阴暗面。我们起码是忽略了有些事情确实**已经**出了问题。我们病了，这个星球也病了，我们急需理解其原因。财富和舒适增长的道路是基于信息的增长，即智人过去40亿年的历程——对此在前面几章中我们已经追溯了。我们最佳的代谢通路是细菌的，我们最佳的细胞生物学是真核生物的，我们高效的身体结构和细胞间通信系统是蠕虫的，我们火热的工作温度是哺乳动物的，我们为捕获和处理信息所进行的巨大的大脑皮层投资是灵长类的，这些在15万年前就已基本完成。

随着不断迁移，智人产生了对地理环境和生活方式明显的基因适应。迁移至高纬度,我们演化出了浅色的皮肤、较弱的线粒体氧化偶联以产热,以及短小的四肢和矮胖的身体以保存热量;迁移到高海拔,我们扩大了肺容量,还为低氧分压重新优化了血红蛋白;在东南亚以潜水为生,我们扩张了脾脏;在大草原放牧,我们强化了对乳糖的耐受,延长了我们的肢体以散热;我们改造了血红蛋白,以在非洲和地中海地区抵御疟疾。[2]

然而,在过去一万年里,我们开始在所有大陆栖息后,我们大脑的核心便再没有明显的改变,但是,认知、情感、艺术及道德直觉的套装由于可促进各专家之间的合作,对于我们的成功至关重要,[3] 所以也像我们的代谢和内温套装一样保存了下来。这可能解释了我们为何在看到4万年前的岩洞画时会心生敬畏,听到古老乐曲的节奏及和声会感到悲伤或快乐。本章将参考近期对现存采摘部落的研究,对照我们貌似稳定的物种特异核心,也就是演化出来应付从我们祖先的严酷波动环境直至现代生活的大脑机制。也许把握了差别,我们便可以称颂启蒙运动的益处,也承认并处理其阴暗面。

我们从前的样子

6万年前离开非洲,我们组成小群体步行,有时会遇到其他群体,然后临时形成千人左右的大群。这有足够的频率使不同群体合作,交换基因,以及发展共同语言。所有的群体成员都互相认识并有一定的亲属关系。我们在哺乳动物中是独一无二的,抚养多个不同年龄的受养者,并以三代家庭结构解决了长期依赖的问题(图4.12)。从对现存的群体研究估计,成年男性提供了大多数食物——约70%的卡路里及90%的蛋白质。[4] 狩猎需要成年后的几十年内习得的很多技能,因此狩猎成功不能与怀孕、哺乳和照顾小孩兼容,这也鼓励了男女在经济贡献上的互补。[5]

我们的饮食生境要求高质量食物,但狩猎成功有很多随机成分:正确的时间,正确的地点。巴拉圭森林里的亚契(Aché)猎人,40%的日子空手而归。但一个好日子可能收获几十万卡路里的肉类(貘或野猪)。这使分享——互相利他——成为减小不可避免的波动和减少变质损失的策略。这个策略在实验室里低频获得大量食物的采摘者中会自发产生,在高频获得少量食物的情况下则不会。[6]当后来的定居生活可以保存食物——腌制、烟熏及后来的冷冻肉类,储存风干谷类,将块茎留在地里——分享的急迫性下降了。不过,在我们物种诞生之初,以及之后6万年的游荡中,分享是最优的策略,也是普遍的策略。

平等主义社群里的采摘者,没人说了算。没有固定的经济资源需要保卫,也不需要为女人而战,因为高超的采摘技巧要求的性别互补支持一夫一妻制。更重要的是,人类与黑猩猩不同,人类可以形成联盟反抗强壮霸道的个体,挑战他或脱离他所在的群。哪怕那些霸道的个人,在坏日子里也需要互惠来填饱肚子。所以,平等主义和互惠的利他主义并非浪漫的理想,它们只是经济常识。正如烹饪带来的效率体现在我们的牙齿和肠道结构上(第四章),采摘中互惠利他及平等合作被融入了我们先天的社会行为脑环路。[7]

我们那些不断迁移的祖先可能是享受了极好的身体条件,不受打扰的昼夜节律调控的充足睡眠,广谱的食物,相互帮助,社会自由,对特殊技巧的练习,对他们遭遇各种情况有应付能力的合理信心。饥荒可能会威胁作物有限因而竞争激烈的定居群体,但猎摘人依赖于更广泛的植物和动物,以及他们的移动能力,可以有不错的机会避免饥荒。但猎摘人会经常体会劳累、寒冷、潮湿、干渴和饥饿,这些都是常态。更重要的是,这些急性的不适在得到缓解时会带来解脱感和满足感。

人们经常说的猎摘人通常只能活到30多岁并不正确。第四章中我们提到,很多猎摘人能活到70岁以上(图4.10和图4.12),符合其脑重、体重和我们前额叶较晚成熟的预测(图4.11)。如今尚存的猎摘人,如哈德扎人(Hadza,坦桑尼亚),亚契人(巴拉圭)和昆人(!Kung,博茨瓦纳),都具有类似的寿命,许多人可以活到六七十岁。更重要的是,他们的体力也可以一直保持。老年哈德扎妇女可以和年轻妇女一样长时间有效工作,60岁的老年男性的射箭能力堪比30岁的男性。[8]玻利维亚亚马孙的齐曼(Tsimane)狩猎种植者,70多岁仍能保有体力和活跃的认知,这也反映在他们的经济生产率上(图5.1)。

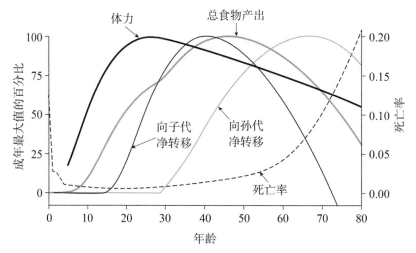

图5.1 玻利维亚亚马孙齐曼狩猎种植者,没有现代医药也能活到老年。更重要的是,存活者直到70多岁还能保持体力,总食物生产以及向孙辈的净转移高于最大值50%

当意识到相当一部分早期人类可以没有医保活到老年时,我们几乎难以置信。但很多传染病,如霍乱、痢疾、黄热病、鼠疫、麻疹、腮腺炎、百日咳、白喉、肺结核,都需要密集的人口才能传染,而那时我们生活在低人口密度中。其他现代传染病,比如流感和天花是从家畜身上来的(牛痘、猪瘟和禽流感),但那时我们还没有畜养动物。几乎可以确定,那时我们会有寄生虫,就像现代猎摘人一样,而成功寄生虫的特征是不杀死宿主而繁殖。更重要的是,寄生虫能保持我们的免疫系统太过繁忙而不会造成过敏和其他自身免疫疾病。[9]

猎摘人**不会**得的是高血压、肥胖、2型糖尿病或心-肾-脑血管病。比如,对齐曼种植者的跟踪研究发现,高血压患者少于3%,男性每10年血压上升1毫米汞柱。巴西的欣古(Xingu)和亚诺马米人(Yanomami),巴布亚新几内亚高地人群,肯尼亚乡野人群和博茨瓦纳的昆人,巴拿马的库纳人(Kuna),美拉尼亚群岛人群和中国乡村人群的研究也有类似的发现。[10]

猎摘人也不会死于成瘾物质。他们会发酵淀粉和果实,以制造酒精饮品;他们咀嚼各种植物部位比如可可叶、槟榔果和阿拉伯茶,以获得刺激作用及可能的抗寄生虫作用,但他们不会精炼其中的成分以获得强效作用,所以也不会造成致命的摄入过量。猎摘人能识别具有致幻潜能的植物,比如佩奥特掌(含三甲氧苯乙胺)、真菌(含二甲-4-羟色胺磷酸)和死藤(含二甲基酪胺)。这些植物,包括烟草,只是在公共的神圣仪式中适量使用而不会超量致死。

我们从前的样子:童年

虽然也有不少来自成年人的指令,[11]但猎摘人的童年大多是缺乏成年人监管的自由玩耍。以下的要点来自格雷(Peter Gray)的书及其参考文献,[12]也来自对生活在我们的巴拿马西部农场的一个原住民大家庭三代人及其亲属和所在社群15年的个人观察。

在小社群中的孩子不可避免地有较大的年龄差别,所以年长的小孩会照顾年幼的小孩。更重要的是,年长的孩子会改变游戏规则,让年幼的孩子一起参与,这会鼓励年幼的孩子玩一些比处于年龄相当的群体中更高水平的游戏。年龄差别大的组群会降低霸凌,因为即使征服了个头和年龄都只有你一半的小孩,又能有什么成就感呢? 更重要的是,因为所有的联系都是自愿的,小孩通常也需要玩伴,所以他们很快就能学会解决分歧、遵守秩序等。

传统社会里的孩子通过游戏互相教育,而他们学到最多的都是与日常生活息息相关的知识:哪种植物的哪个部分可以吃,在哪里可以找到它们,如何制备它们,如何制作篮子和工具,动物有哪些习惯,如何制作和使用狩猎工具(弓、箭、吹箭筒),如何找到回家的路。孩子们如果不遵守成年人"集中注意力"的要求,他们会得到尊重而非受到惩罚,在这样的环境里,孩子的先天技能——最好的侦察员或最好的弓箭手,就涌现出来了。更重要的是,小孩子们有无尽的机会来锻炼他们觉得最有成就感的技能,而不会因为他们没有练习不擅长的事情被嘲笑或被批评。对有价值的知识每个要点的训练,能够诱发稳定的突触,即长期学习(第四章)。

回忆一下,新信息诱发的稳定突触需要一个与将要学习的事件在时间上锁定的多巴胺脉冲。多巴胺作用于突触,促使储存信息所需的分子在几小时或几天内释放,同时也作用于皮层和皮层下神经元的丰富网络,造成一个短暂的幸福感。而这个感觉良好的情绪鼓励行为的重复,也就是训练。当出现一个熟悉的预测不良事件的信号,但坏事却没有发生时,会有一种宽慰感。这也是因为一个脉冲的多巴胺释放。如果不断重复,可以消除恐惧。[13] 简而言之,学习是基于使突触和小孩都感觉良好的多巴胺脉冲。

我们现在的样子:绝望之死

参观华盛顿特区的越南战争纪念碑,你会看到一篇令人警醒的碑文:57 939个名字,都是在1959—1975年死亡的美军将士。快进至2017年:72 300名美国人死于药物过量,大多数是阿片类药物。1999年以来,这类死亡陡然上升,[14] 现在我们**每年**仅仅因为药物过量而丧失的人数,就超过了16年越南战争的总和。自杀人数也在上升,尤其是男性,在2016年达到了45 000人。[15] 在2017年,有88 000例酒精相关死亡。[16] 这些"绝望之死"[17]的总和现在达到了每年205 000人。

"绝望之死"在美国中年白人中增加最为迅猛。澳大利亚、加拿大、英国和瑞典也有同样的趋势(图5.2左)。这个上升,在美国抵消了其他因素造成的死亡人数的下降,从而总体上降低了这个群体的预期寿命(图5.2右)。"绝望之死"的上升与经济周期无关。比如,图中并没有看到2008年的大萧条有什么影响,也没有发现任何触发条件。连续的出生队列研究说明,这并不是由单个因素触发,而是由一个"完美风暴"造成。

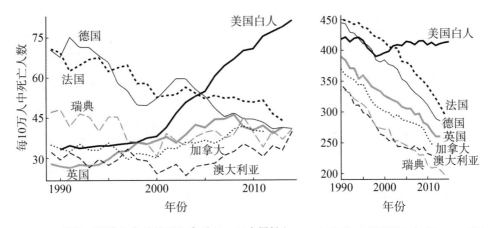

药物、酒精和自杀的死亡率(50—54岁男性)　年龄校正后的死亡率(50—54岁)

图5.2　左:"绝望之死"在美国非西班牙裔中年白人男性中急剧上升。美国在"绝望之死"的上升中领先,澳大利亚、加拿大、英国、瑞典也显示同样的趋势。请注意,法国和德国的死亡率持续下降,这就提出了问题:他们做对了什么。
右:"绝望之死"造成总死亡率上升,逆转了总死亡率曾经的下降趋势。至今全因死亡率上升只发生在美国中年人,而且只是白人。有60%的美国白人男性高中以后没有接受任何教育,他们与具有本科学历的美国白人男性相比,"绝望之死"的概率高三倍(图中未展示)。欧洲人中年死亡率持续下降,第六章中将讨论这一点

"绝望之死"70年来在每个白人世代中都有上升(图5.3上)。在第二次世界大战以前,这些原因的死亡率很低,也不随时间改变,但自1945年出生的世代开始,不断上升。这个世代,代表婴儿潮早期,体量巨大。当这些婴儿成长到20世纪60年代进入劳动力市场,这样的体量造成了激烈竞争,加上工会的减少和蓝领工作机会的减少,形势更加严峻。分析了70年代中期的数据之后,艾尔预测,每代人都会过得比基于他们父母经验的预期更差,因此将遭受更大的应激相关的死亡。[18]图5.3确认了这个预测。相反,黑人和西班牙裔的遭遇好于基于其亲代经验的预期,相应的死亡率有所下降。

绝望之药

群体的失望会转化到个体,表现为正向奖励预测误差(即好于预期的结果,见第二、第三章)频率的下降。当白人群体相继体验更少的正向预测误差、更多的负向预测误差时,能够提供幸福感的多巴胺脉冲频率也下降了。任何可以抵抗这种下降的药物都可以带来解脱,包括阿片、可卡因、苯丙胺(又称安非他明)、酒精、尼古丁和大麻,药物通过刺激奖励环路释放多巴胺或延长其作用。[19]在缺乏足够的正向奖励预测误差时,这些药物会被急切地寻求以阻止绝望。

用于这个目的的药物随着启蒙运动扩张。阿片在5500年前的美索不达米亚(今伊拉克)就被从罂粟中收获,但只有在启蒙运动的后期,化学家将其纯化为效用增强10倍的吗啡。化学家们又将吗啡转化为海洛因,倍增了其效用。拜耳制药在1897年将其作为"安全、不成瘾"的吗啡替代物质推出。然而,纽约的贝尔维医院1910年就收治了一名海洛因成瘾者。到1915年,成瘾人数上升到425名。一个世纪之后的今天,200多万美国人对海洛因或处方阿片类药物成瘾。每有一个人死于阿片,就有另外40个人活在成瘾的痛苦中,40个家庭在挣扎。[20]

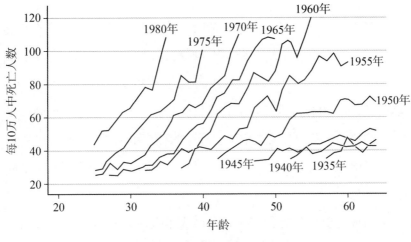

药物、酒精和自杀的死亡率

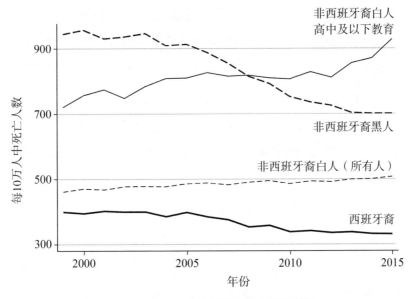

50—54岁不同人种全因死亡率

图5.3　第二次世界大战后，"绝望之死"（药物、酒精和自杀）的死亡率在每个世代都有上升。上：1935—1940年出生的非西班牙裔白人因为这些原因的死亡率较低，但在之后的每个世代持续上升。这里显示的是占比60%的没有本科学历的白人。受更多教育的人情况也很相似，只是上升曲线稍微平缓一点。下：中年黑人的死亡率早期比白人高很多，但随后与白人死亡率曲线汇聚，随后反转。中年西班牙裔的死亡率一直最低，还在继续降低。这个年龄组的黑人和西班牙裔的状况，比根据他们父母经验所做的预测要好，与"绝望来自负向奖励预测误差"的假设一致

蒸馏烈酒是启蒙运动的另一馈赠。英国1685年杜松子酒的消费大约是230万升。然后国会通过法律鼓励杜松子酒消费以利用剩余谷物并增加税收渠道。到1714年,杜松子酒产量增至4倍。到1733年,伦敦每年生产5000万升,对其当时70万人口而言,人均每年70升。当廉价烈酒流向不断增长的城市工薪阶层,酒精泛滥唤醒了国会,在1735年通过了限制酒精的法律。但杜松子酒成了永远不能再塞回瓶子里的精灵。[21]

酒精成瘾现在影响了1500万美国成年人(8.4%男性,4.2%女性)。多于10%的美国儿童的父母酗酒,而有胎儿酒精综合征的婴儿比例达到了5‰。如今胎儿酒精谱系障碍的发病率几乎是最初的10倍。[22]所以酒精成瘾对个体及其子女和家庭的伤害远远超过了阿片成瘾,而且有可能通过表观遗传机制(不改变基因的遗传方式)造成隔代影响。

在美国,吸烟每年造成48万人死亡,几乎是阿片的7倍。[23]每有一个人死于吸烟,就还有30个人活在严重的吸烟相关疾病中,这个总人数大约是1600万。吸烟造成癌症、心脏病、卒中、糖尿病,以及慢性阻塞性肺病,比如肺气肿及慢性气管炎。吸烟还会增加罹患肺结核、某些眼部疾病和免疫系统疾病(包括风湿性关节炎)的危险。2015年,70%成年吸烟者想要戒烟,55%尝试过戒烟。但尼古丁是最为成瘾的药物之一,强力地与多巴胺奖励系统偶联,所以戒烟很难。[24]我们现在做的事情当中,有一件是(令人费解地)向青少年推广"电子烟",培养下一代尼古丁成瘾者。[25]

绝望之食

油腻的食物易吃过量,因为正如第三章描述的,它们提供了正向奖励预测误差。当一口食物比预期更浓郁时,你会得到一个多巴胺脉冲。当一口食物和预期的一样浓郁时,仅有的惊喜是**再来一口**。于是,消费油腻的食物被用来治疗绝望,就像使用可卡因、海洛因、酒精和尼古丁。油腻的食物,也像药物一样,能使神经环路适应(图5.4)。当食用油腻食物的习惯形成后,获得同样的多巴胺就需要更多的食物。戒断食用油腻食物的习惯会引起烦躁,这和出现药物戒断反应是同样的原因:多巴胺减少了,而多巴胺是自始两侧对称虫开始的所有动物赖以感觉良好的物质。[26]

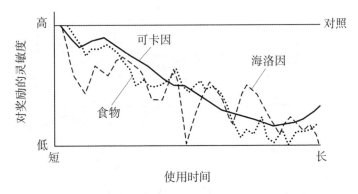

图5.4 油腻食物的奖励效应随时间下降,就和毒品一样。食物的吸引力和毒品一样,来自其激活的大脑奖励环路。用来治疗吸烟成瘾的药物,比如,利莫那班(大麻素拮抗剂)和纳洛酮(阿片拮抗剂)也被用来治疗肥胖。但绝大多数通过降低多巴胺起作用,而对多巴胺的需求正是开始吸毒或大吃大喝的原因。利莫那班被美国食品药品监督管理局(FDA)下架了,因为不出意料,它会引起抑郁和自杀念头

习惯性消费油腻食物引起的肥胖20世纪80年代中期在美国快速增多(图5.5)。肥胖的分布随地理、教育、就业状态而不同,与"绝望之死"非常相似。[27]但"绝望之**食**",因为合法、廉价和无所不在,对我们的影响更大。2016年时,约有40%的成年人(9330万人)肥胖。肥胖驱动了一系列毁灭性的疾病,包括糖尿病、高血压、冠心病、肾病、卒中和认知衰退。根据7个指标的定义(肥胖、高血压、不健康食物、高血糖、高血脂、缺乏锻炼和吸烟),83%的美国人中年时心血管健康状态不佳,只

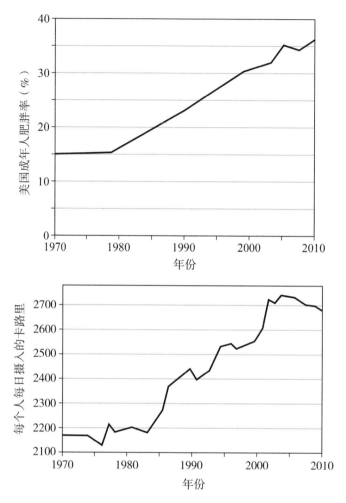

图 5.5　上：1980 年以来，美国成年人肥胖率急剧上升。下：这个上升与每日
摄入的卡路里增加相关

有 0.1% 的人具有理想的心血管健康状态。[28] 在第六章我们会再谈论
这个主题。

　　暴饮暴食、吸烟、吸食及注射前述药物并没有穷尽解决多巴胺缺乏
的可能性。到 2018 年，美国的 33 个州及整个加拿大将大麻合法化，并
通过多种形式售卖。大麻 80 年的非法地位一夜之间结束了，也没有人
向那些因为现在官方都已承认相对"无害"的事情而锒铛入狱者道歉。

这种官方政策和态度转变的加速,大致与"绝望之死"的上升平行。似乎政府在悄悄接受对额外的、不致命的、缓解绝望的药物的需求(图5.2和图5.3)。

赌博会给很多人产生正向奖励预测误差的机会,来补偿他们的多巴胺缺失。强迫性赌博会激活奖励预测系统,与食物和药物激活的相同。[29] 目前,美国有1000多家合法的赌场,每年还有更多在不断开业,大多数州都有官方六合彩,还有非法赌博——这是不纳税的水下冰山。然后还有纯粹的消费主义:血拼,购置衣服、汽车、包包,不断地搜寻比预期更好的物品,但随着正向惊喜褪去,所购物品很快就被遗弃。

旅行可以是正向惊喜的另一源泉,但现代旅行对我们的采摘者祖先而言已面目全非。没有潮湿或寒冷,没有劳苦和危险,除了每个细胞内在的时钟会被搞乱。无可辩驳的是,正确时间做的正确旅程可以是脱胎换骨的,但对那些仅仅是勾掉愿望清单上的一项内容或狂拍很多"自拍"的人而言,这只是与绝望战斗的另一途径,而且会产生大量温室气体。[30]

当多巴胺耗尽时

值此正向奖励预测误差下降的时代,尽管有繁若星辰的修复多巴胺缺乏的策略,有些个体还是会厌倦。这些是简单的自杀案例。但有少数平均年龄35岁的白人男性会完全疯狂,杀害无辜人群,最后自杀或被警察击毙。大规模枪击死亡人数的增加与"绝望之死"增多相当一致(图5.6)。

启蒙运动学者会理性地解释,对于三亿两千五百万人口,这样死亡的人数只是微乎其微。但是,每一次这样的事件都会撕碎灵魂。随着其影响通过公共媒体和社交媒体放大,社区觉得有压力,得采取一些防范措施。因此他们在学校里实施演练,在电梯里贴上指南(图5.7),以

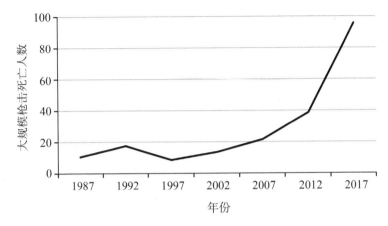

图5.6　大规模枪击案死亡人数与"绝望之死"平行上升

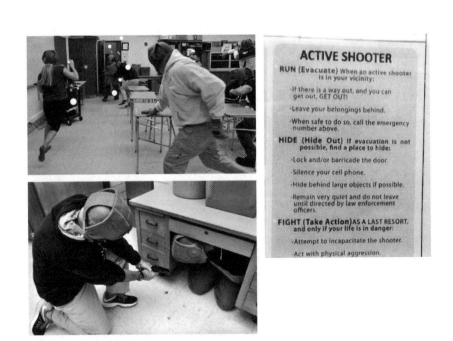

图5.7　左：在一所新英格兰乡村中学的"活跃枪手演练"。右：宾夕法尼亚大学医学院电梯里的枪击应对指南通告

这种方式防止大规模枪击,不禁使人想起《睡美人》(*Sleeping Beauty*)故事里著名的在王国内禁止纺锤来保护公主的计划。

抑郁

美国人正在遭受发生率已经很高但还在继续升高的情感抑郁,很多人使用"抗抑郁剂"治疗。1999—2002年,12岁以上的人中有8%使用抗抑郁药,而在2011—2014年,这个数字上升到接近13%(3700万人),其中大约一半人已经服用抗抑郁药至少5年。女性中服药人数占比是男性中的两倍。到了中年也就是40岁后,这个数值更是急剧上升:20%—25%的女性服用抗抑郁药。正如其他令人绝望的统计数字,年长白人女性服用抗抑郁药的比例远高于(三倍)黑人和西班牙裔女性。[31]在黑人和西班牙裔社群,作为祖母的角色持续赋予日常生活意义,可能解释了为何抗抑郁药的需求较少。

抑郁发病率上升的部分原因可能来自补偿正向奖励预测系统的神经机制。如果结果始料未及地好,我们得到正向脉冲,但我们也会因结果出乎意料地糟而得到负向脉冲。后者教我们在未来避免这些情况。这个机制似乎涉及释放5-羟色胺的神经元。目前正有在人类个体上开展的实验,测量在执行不同押注方案时的5-羟色胺脉冲。[32]将初步实验结果映射到真实世界,就有以下提示:当猎人选择追逐大的猎物,即一个比较冒险但有更大回报的赌注,成功了会有多巴胺,失败了会有5-羟色胺。第二天,他会降低赌注,追逐更小、更瘦但比较容易获得的猎物。

但是,放弃更大猎物的可能性会使猎人不断怀疑他是否作出了正确的决定。对每一个高度保守的决定,如"今天抓兔子",5-羟色胺脉冲同样增加,驱使决策回到一个中点,在实际损失和"本来可能怎样"的想象损失之间实现潜在的平衡。因为在多巴胺突触终末的多巴胺转运体同样可以摄入5-羟色胺,并将其与多巴胺共释放,所以神经调控也变得更加微妙。[33]于是,意在增加多巴胺的正向情绪的药物,也可能增加了5-羟色胺的负向情绪效果。

更进一步的是,位于5-羟色胺神经元突触终末的5-羟色胺转运体,也可以摄入多巴胺并将其与5-羟色胺共释放。于是,负向奖励预测误差的行为结果——释放5-羟色胺的同时也释放多巴胺,显然是为了预防猎人过度重视负向预测而变得过于悲观。

显然,这些精巧平衡的系统是用来调节因集中到一起而变得重要的很多小决策。[34]在现实生活中,有意义的日常决定变得贫乏后,剩余的少量决定会引起更多的后悔以及相应的更大5-羟色胺脉冲,这与多巴胺大量释放导致成瘾相似。当下的临床实践使用选择性5-羟色胺再摄取抑制剂提升脑内5-羟色胺水平,来干预这个复杂平衡。但选择性5-羟色胺再摄取抑制剂是否能够完成其任务,即恢复生活中日常活动的**意义**,似乎十分值得怀疑。

我们现在的样子:童年

童年已经面目全非。猎摘人的儿童相互学习,而现在成年人几乎承担了所有的传授活动。相同年龄的儿童被组织成班级,要求安静地坐着并注意听讲。被要求学习的内容很少与他们的日常生活有关,甚至与他们将来的生活也没啥关系。期末考试后,不再练习的内容很快从他们的记忆中抹去了。无法想象一个高效的大脑可以给这些毫无意义的材料保留突触空间(第四章)。绝大多数成年人,从12年"囚禁"中保留下来的——也是他们确实练习的——令人遗憾地贫乏:一些阅读、写作和进行简单计算的能力。[35]

玩耍的机会(孩子们之间的互动)随着课时扩张而缩减,代之以"课间休息"和"体育课",而后者更像挂羊头卖狗肉,因为对最需要受教育者几乎没有教育。在取而代之的竞争性体育中,年龄的均一性鼓励了霸凌和排斥。校外时间也被成年人以有组织的体育活动占用。小孩子被"足球妈妈"运送到赛场,接受"爸爸教练"的训练。在那里,赢球是非常重要的,争议是由"裁判"解决的,这剥夺了孩子们学习自我管理的机会。

这些改变反映在儿童血压上(图5.8)。10%的美国儿童,6岁时收

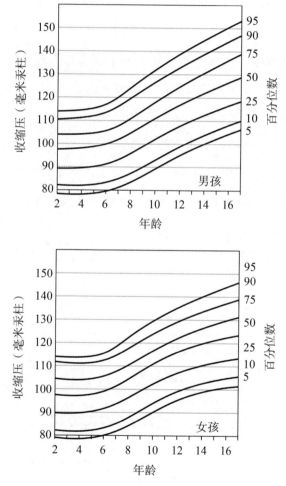

图5.8 所有儿童入学后血压上升。在有些脑区学习阅读时,神经心血管系统"学习"高血压。这些20世纪70年代早期收集的数据,在80年代的广泛随访中被证实。随后的报告忽略了可以允许完全纵向比较的原始测量。但在2005年,14%的18岁以下男孩被报告有高血压或"前高血压"[37]

缩压就已经超过110毫米汞柱。进入学校后,**所有的**压力陡增,到14岁时,10%的男孩已经具有可以定义为高血压的收缩压(140毫米汞柱或更高)。这个模式与在啮齿类动物群体中引入陌生个体制造的高血压十分相似。[36] 当代社会血压的持续上升始于童年。

大约80%的儿童可以忍受上述"教室制度",有些还能出色地吸收传授给他们的知识。但大约20%的孩子——男孩多于女孩——对老师的声音失去注意,转而注意了智人所特有的自己**内在的声音**。当老师提问时,这些年轻的头脑并非完全空白,只是聚焦于其他事情而非当下谈论的主题。有些孩子就像巴厘岛海滩上的猎摘人,内在的声音在高喊:出发! 再回忆一下内在活动的周期(图3.5)。在猎摘人中,一个专注于自己的念头并执行了这个随机移动冲动的小孩并不会引起任何关注,但在一个为秩序而存在的有30个孩子的教室里,他就造成了混乱。

从20世纪60年代开始,这些小孩被认为罹患了"精神疾病"。在一

A. 一个持续的注意缺陷和/或多动−冲动的模式,干扰了功能或发育,以下1.或2.为特征。

1. 注意障碍:6项(或更多)的下列症状持续至少6个月,且达到了与发育水平不相符的程度,并直接负性地影响了社会和学业/职业活动。
   注:这些症状不仅仅是对立行为、违拗、敌意的表现,或不能理解任务或指令。年龄较大(17岁及以上)的青少年和成年人,至少需要符合下列症状中的5项。
   a. 经常不能密切关注细节或在作业、工作或其他活动中犯粗心大意的错误(例如,忽视或遗漏细节,工作不精确)。
   b. 在任务或游戏活动中经常难以维持注意力(例如,在听课、对话或长时间的阅读中难以维持注意力)。
   c. 当别人对其直接讲话时,经常看起来没有在听(例如,即使在没有任何明显干扰的情况下,显得心不在焉)。
   d. 经常不遵循指示以致无法完成作业、家务或工作中的职责(例如,可以开始任务但很快就失去注意力,容易分神)。
   e. 经常难以组织任务和活动(例如,难以管理有条理的任务;难以把材料和物品放得整整齐齐;凌乱、工作没头绪;不良的时间管理;不能遵守截止日期)。
   f. 经常回避、厌恶或不情愿从事那些需要精神上持续努力的任务(例如,学校作业或家庭作业;对于年龄较大的青少年和成年人,则为准备报告、完成表格或阅读冗长的文章)。
   g. 经常丢失任务或活动所需的物品(例如,学校的资料、铅笔、书、工具、钱包、钥匙、文件、眼镜、手机)。
   h. 经常容易被外界的刺激分神(对于年龄较大的青少年和成年人,可能包括和相关的想法)。
   i. 经常在日常活动中忘记事情(例如,做家务、外出办事;对于年龄较大的青少年和成年人,则为回电话、付账单、约会)。

2. 多动和冲动:6项(或更多)的下列症状持续至少6个月,且达到了与发育水平不相符的程度,并直接负性地影响了社会和学业/职业活动。
   注:这些症状不仅仅是对立行为、违拗、敌意的表现,或不能理解任务或指令。年龄较大(17岁及以上)的青少年和成年人,至少需要符合下列症状中的5项。
   a. 经常手脚动个不停或在座位上扭动。
   b. 当被期待坐在座位上时却经常离座(例如,离开他或她在教室、办公室或其他工作的场所,或是在其他情况下要保持原地的位置)。
   c. 经常在不适当的场所跑来跑去或爬上爬下(注:对于青少年或成年人,可以仅限于感到坐立不安)。
   d. 经常无法安静地玩耍或从事休闲活动。
   e. 经常"忙个不停",好像"被发动机驱动着"(例如,在餐厅、会议中无法长时间保持不动或感觉不舒服;也可能被他人感受为坐立不安或难以跟上)。
   f. 经常讲话过多。
   g. 经常在提问还没有讲完之前就把答案脱口而出(例如,接别人的话;不能等待交谈的顺序)。
   h. 经常难以等待轮到他或她(例如,当排队等待时)。
   i. 经常打断或侵扰他人(例如,插入别人的对话、游戏或活动;没有询问或未经允许就开始使用他人的东西;对于青少年和成年人,可能是侵扰或接管他人正在做的事情)。

B. 若干注意障碍或多动−冲动的症状在12岁之前就已存在。

C. 若干注意障碍或多动−冲动的症状存在于2个或更多的场所(例如,在家里、学校或工作中;与朋友或亲属互动中;在其他活动中)。

D. 有明确的证据显示这些症状干扰或降低社交、学业或职业功能的质量。

E. 这些症状不能仅出现在精神分裂症或其他精神病性障碍口诉中,也不能用其他精神障碍来更好地解释(例如,心境障碍、焦虑障碍、分离障碍、人格障碍、物质中毒或戒断)。

图5.9 美国精神医学学会的精神疾病诊断和统计手册中对ADHD的诊断标准(DSM−5)*

---

* 译文出自《精神障碍诊断与统计手册(第5版)》,美国精神医学学会著,张道龙译,北京大学出版社2015年版。——译者

份症状清单(图5.9)中,一个小孩如果表现了足够多的症状,到达了一个随意设定的分值时,就可以被诊断为"轻度脑功能失调"。这个诊断被重新命名了几次,现在叫作ADHD(注意缺陷多动障碍)。[38] 到2016年,美国有600万儿童(根据学校系统不同占5%—20%),被贴上了这个标签。[39,40]

为了治疗这种"失调",儿童精神病医生引入了一个药物——哌甲酯,商品名为"利他林"。哌甲酯在分子水平阻断多巴胺转运体(这个转运体也转运5-羟色胺)和去甲肾上腺素转运体,从而延长两种递质的作用,提高它们在突触间隙中的浓度。去甲肾上腺素神经元聚集在脑内叫作蓝斑核的区域(图4.1),驱动一个服务于身体和神经觉醒状态的复杂网络。[41] 于是,多巴胺提升情绪和动力的作用,与去甲肾上腺素增加能量、注意力和警觉的作用合并。而这些恰恰也是可卡因的作用:通过减缓这两种物质从突触间隙的再摄取而延长它们的作用。

哌甲酯在多巴胺奖励环路的某些神经元中激活了转录因子ΔFosB,从而激活无数沉默基因的表达。作为对此的反应,神经元长出新的树突棘以增强突触联系,进一步强化药物的作用。可卡因也有这样的效果。事实上,对哌甲酯和可卡因的反应构成了所有成瘾机制的神经生物学的核心。[42]

哌甲酯后来被制成了缓释剂(专注达),随后又有阿德拉,一种纯的苯丙胺(右旋苯丙胺和左旋苯丙胺以3:1混合)。阿德拉、哌甲酯和可卡因以完全相同的方式作用于相同环路。所以现在医生让美国600万学童使用的调高他们多巴胺奖励环路和去甲肾上腺素觉醒环路的药物,就像他们的家长使用的"绝望之药"。这个儿科的"绝望之药"正越来越多地用在没有从ADHD"长好"的成人上,不论这ADHD是儿时诊断的还是事后诊断的。这些药物也大量"漏"进黑市,年轻人交换、买卖、磨成粉并吸食它们——利他林、专注达和阿德拉让你爽的主要途径跟可卡因一样。[43]

在正确的背景下,学习自身就是有成就感的。神经环路在学习开始时会触发奖励环路释放多巴胺脉冲,以同时提供满足感、提升学习能力和长时程记忆。换句话说,学习机制通过内源性奖励自我驱动。[44]当这个机制在教室里失效时,我们不该诊断我们的孩子而应该诊断教室。ADHD的诊断和治疗将在第六章受到进一步挑战。

我们现在还好吗

比启蒙运动学者描绘得更糟,我们药物成瘾、肥胖、身陷强迫性赌博和购物,我们睡眠缺乏、[45]焦虑、恐惧和抑郁。现代生活明显导致慢性多巴胺缺失,可能还有相反的5-羟色胺释放,引发生无可恋的感觉。于是,我们珍贵的采摘环路驱使我们寻找外在的药方,但这些都被证明是内在环路糟糕的替代:

1. 内源性触发的多巴胺释放以小的脉冲方式出现,并在正向预测误差出现时提供一个短暂的奖励。外源性触发的多巴胺提供一个多巴胺剧增,但其时机与当下的任何预测误差无关,所以无法强化它们。阿德拉诱发的多巴胺释放可以提升情绪和能量,但不能强化任何经验教训。自巴甫洛夫和斯金纳(Skinner)之后,人们意识到奖励时机是学习的关键。[46]

2. 多巴胺的剧增会掩盖内源性释放的精细结构。比如,预测的坏事没有发生,会有一个内源性多巴胺脉冲以消除恐惧。但这个脉冲被外源性触发的巨浪淹没。消除日常恐惧受阻,会使恐惧积聚而上升为慢性焦虑。

3. 分子受体和环路的灵敏度普遍会适应(图3.9)。[47]外源性引发的大量多巴胺降低了受体灵敏度,使下一次多巴胺释放的有效性降低,从而需要越来越多的多巴胺。这就是成瘾的循环。[48]

4.内源性触发的多巴胺释放不造成适应,因为波动很小,稍纵即逝,并不改变平均水平。

这些问题与所有药物治疗**都**有关系,将在第六章进一步讨论。

请注意,内源性触发的多巴胺机制引起的满足感是短暂的。这隐含了更深层的意义:满足感不能储存且需要持续更新。就像心肌细胞离耗尽其ATP供应仅几搏之遥(图2.7),我们离不满也就几分钟,至多几小时之遥。没有持续地、内稳态式地补充较小的正向的惊喜,哪怕只是补充稍好于预期的感觉,我们就会陷入绝望。这就是我们目前的处境,这是怎么发生的? [49]

信息棘轮前进了两格

大约在12 000年前,全球天气开始变暖,雨量和大气二氧化碳增加,并稳定于一个使农耕成为可能的水平。[50]采摘人开始更多采集食物果实,并调整其食物结构以适应这个变化。比如,如果肉吃得少了,那最好能吃点豆类和油性坚果来替代损失的蛋白质和脂肪。这个转变的证据来自气候变化时出现在各个大陆不同地点的研磨器具。当猎摘人定居下来开发植物资源,他们的人口开始增长。这减少了大规模狩猎,造成对植物更多依赖及开发促进其增长的策略,比如烧荒,以及收集野生种子播撒在居住地附近。

定居生活,随着其食物生产的逐渐强化,取代了单纯的狩猎和采摘。虽然这要求更多的劳动,但单位面积食物产量更高。前农耕社群,虽然继续狩猎和采摘,但同一片土地上农业人口的增加使野生资源水平降低,以致无法支持单纯的猎摘,所以猎摘社群被排挤走了。选择种植一些植物并抑制其他植物的真正农耕,最早出现在一万年前的近东,代表是谷物和豆类。但同时也出现在全球十几个不同的地点:安第斯的马铃薯,亚马孙低地的甘薯和木薯,中美洲的玉米和南瓜,亚洲的小米,等等。

定居带来了一些后果。第一,快速结束了人人平等关系。[51] 在富饶区域有更多资源,生存不再需要严格的分享来消除资源波动。更重要的是,有些智人为其家庭占据了更肥沃的土地或最好的三文鱼洄游点。对这些强悍的家伙来说,简单的暴力胜过无私的交互,于是很快有了奴隶制。第二,在发展农业的过程中,智人实现了对某些关键动植物物种的部分及暂时的控制,食物盈余带来的更密集的人口排除了重新回到野外猎摘的可能。信息棘轮向前移动了一格。

相对猎摘,农耕要求更长时间、更努力地工作,以及绝大多数个体能力种类的下降。更高的单位面积产量的代价是个人活动类型的减少,即小的正向奖励机会变少了。

从农耕开始到可以大规模收割可储存的谷物,经历了5000年。其间不平等不断倍增,突然之间(相对于智人15万年的历史而言)就有了国家和统治者,以及随着国家而来的一个新发明:收税。[52] 税收需要对土地主人、土地肥沃程度、预期作物、实际作物等进行记录,最后形成税单。这些细节对一个大脑而言不堪重负,所以有些符号被发明了,开始印在泥球上,后来为方便书写,刻在了二维的黏土板上。书写的开始并非关于语言,而是记录对于国家的义务。无论出于什么目的,书写都暗示着**阅读**,因此也需要有大脑皮层区域来识别或编码文字符号。

这个任务落到了第四章提到过的一个沉睡的区域头上,这就是TE2p(图4.13)。在阅读能力出现之前,TE2p识别物体与面孔,它肯定不是为阅读而演化的。然而,当我们学习阅读时,这个区域重塑了其环路以识别和保存文字图像。TE2p只限于左半球,这对其与左半球语言区的联系是更高效的。TE2p最近被命名为视觉词形区,服务于所有书写,包括字母数字文字和表意文字,[53] 甚至用指尖阅读的符号(布莱叶盲文)也被从皮层触觉区中转至视觉词形区——这个学习过程在成年人中需要大规模的皮层重组。[54]

书写被证明是信息棘轮上的另一格。烹饪外化了消化,从而加速了大脑的扩张(第四章)。书写外化了记忆,从而加速了知识的扩张。从符号被印到黏土上到被印刷到纸上,仅仅用了3500年,然后从古腾堡(Gutenberg)发明印刷机到启蒙运动只有250年,而有些人担心这可能是终结的开端。

当信息成为无垠:瓦特的锻造

在近200万年的时间里,"人属"的猿使用火加热山洞,烘烤一些块根或兔子,智人延续了火的这些使用。但在1769年,启蒙运动时代的苏格兰发明家瓦特,为一架使用火来做机械功的有效机器取得了专利(图5.10)。这个发明,发生在将英格兰和苏格兰的农民从传统土地移进城市的"圈地运动"后期。[55]这个新的劳动力库马上就开始使用蒸汽引擎驱动的旋转的机器和摆动的梭子。一夜之间,男女老少从过乡村

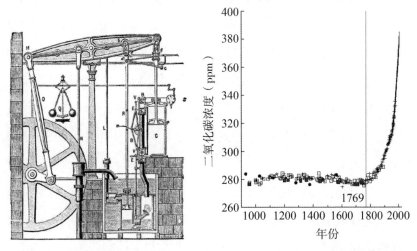

图5.10 瓦特的蒸汽引擎利用火做机械功,因此引发了一场工业生产和全球二氧化碳爆炸性的增长。左:让智人"脱轨"的小引擎示意图。右:过去1000年大气二氧化碳浓度。垂直线标记瓦特引擎获得专利那年(1769年)

"综合生活",变成了每天超过12小时被拴在机器上"工作"。[56]

当然,资本主义亚马孙河的强大洪流是许多河流汇聚而成的。玻意耳(Rober Boyle)证明气体的体积(V)和压力(P)负相关(P~1/V),而计算尺帮助瓦特的工程师们计算了他的机器的关键参数。"圈地运动"提升了农业生产效率以养活城市化的无产阶级。此后,从美国(根据自由贸易协定)进口的廉价谷物,使苏格兰农民被绵羊取代——为蒸汽动力纺织厂生产羊毛。[57] 在启蒙运动结束时,资本主义亚马孙河的洪流已巨浪滔天。

这些靠氧化碳元素获得能量的引擎彻底刷新了智人从整个星球攫取资源的能力:蒸汽铲子挖掘隧道,蒸汽火车跨越荒漠,蒸汽船舶航行大洋,哪怕在溪水冰冻甚至干枯后,水力驱动工厂必须停工时,蒸汽工厂还能维持生产。瓦特的引擎是在线粒体出现后意义最为重大的能量扩展。碳疯狂燃烧,其产物二氧化碳在大气中的浓度呈指数式增长(图5.10)。[58]

一个指数函数方程描述的过程是开始缓慢但随后加速,就像细菌生长,细胞数量从一到二,从二到四,如是增加。或者像火药,一个火星引燃一小点区域产生一小点热量,然后点燃更多区域释放更多热量,如此越来越多。这种内在加速的过程肯定会终结,或因为耗尽了能量供应,或积累了废物——有毒有害介质,或一次爆炸降低了维持反应物质的浓度。这里有一些数学,正如克赖顿在本章章首引语中所说:其结果需要勇气去面对。

在一万年里,农耕降低了个人的技能和学识;现在,蒸汽引擎加速并荒诞地夸大了这个过程。亚当·斯密预测到了后果,在他朋友的机器上线的当年,他写道:

> 那些终身就只要执行几个简单操作的人,没有机会运用

他的理解力或行使他的创造力去寻找没遇到过的困难的解决方案。所以他自然就会丧失这些习惯,通常会进入一个人类生物有可能进入的最愚蠢、最无知的状态。[59]

那是什么造就了智人的核心特征?聪明才智?积极主动?独立精神?长期学习?又是什么造就了每个大脑都不同、每个人都能有所贡献的古怪社群?这些人类最根本的特征,就像我们的牙齿大小和肠道长度一样,在15万年前就确定了,但在过去一万年里被农耕慢慢弱化,然后被瓦特引擎的到来及其社会背景——启蒙运动的礼物,迅速腐蚀。

核心问题并非哲学态度或政治体制,而是智人的智慧开始时缓慢地,然后快速且彻底地缩减了绝大多数个体运用其自然禀赋的机会。我们是为探索星辰大海而演化的,但现在大量的人都在打卡、扫描二维码、坐在格子间里盯着屏幕。这些活动很无趣,所以我们绝望。

几个结论

现代智人已经失去了无数正向奖励预测误差的来源:相互分享带来的奖励缺失,遭受不公待遇的人们身上所有满足感均缺失。对年轻人而言,是玩耍的丧失和具有个人意义的学习的丧失。在体能的巅峰时刻进入劳动力市场,绝大多数青年都是符号,无足轻重,很少有机会能够通过掌握技能得到奖励。人到中年,可能来自教育下一代的奖励也因为技术进步而萎缩。进入老年,照料年轻一代的机会现在也很少了。所以,维持生命的小奖励的源泉干涸成了细流。

社会演化出各种对策来弥补正向奖励预测误差源头的萎缩。现代超市,提供超过一万种商品,每个都有成为小奖励的潜力。"娱乐产业"也种类繁多:职业运动,专业音乐、戏剧、喜剧和艺术。这个产业与色情相关的分支多得无比惊人,同时社交媒体也爆炸式增长。但令人警醒的是,智能手机和脸书用户的增长与大规模枪击案增加平行。尽管有如此众多的巧妙方式递送多巴胺,很多市民仍处于绝望之中。这是为什么?这些通向正向奖励预测误差的道路有什么局限?

首先,它们都是替代性的,这减少了身体参与。简单的肌肉运动减弱了,个人灵敏性、强壮性、耐力、想象力和具自我风格的练习也减弱了,而所有这些练习都会释放多巴胺。如果没有技能需要使用或训练,那就不会有进步,而我们说过,进步是内源性奖励。更重要的是,感觉和知觉也减弱了,就像一杯用微波炉轻松加热的超市买来的方便面,怎么可能有跟自家煲的汤和烤的面包同样的香气和口味呢?其次,替代产品肯定是一成不变的,因此是可以预期的。你知道在超市的7号过道会看到什么:10种几乎无法区分的橄榄油。

色情片利用色情图像引发我们从与恒河猴的共同祖先那里继承的强烈直觉反应(第四章)。制作商们试图持续以更大尺度、打破常规套路使其有趣,但他们做不到。色情片可以让几乎所有人短暂兴奋,但对绝大多数人,还是无法取代真实体验,因为做爱和做饭一样,是包含很多可能的失败和奖励的复杂过程。实践本身就无比美妙!所有的替代活动,都因老套导致奖励预测误差的减弱,然后就像药物或重口味食物,要不进一步强化,要不让步于绝望。

启蒙运动的视角是,将每个问题分开考虑并对每个问题都提出一个低水平的技术解决方案。二氧化碳太多,就发明一个方法吸收。对药物或食物消费有强迫症,就找一个抑制多巴胺的药物。但我要在此提出,地球的不再健康和智人的不再健康都有共同的起因:过度消费。过度消费商品、旅行和肉类,增加二氧化碳和甲烷等温室气体。过度消费油腻食物引起肥胖、糖尿病、高血压和心血管疾病,都是通向死亡的道路(第六章)。过度消费提升情绪的药物会加剧上述死亡途径或独立驱动"绝望之死"。

二氧化碳浓度的上升和绝望的上升在一定意义上共享同样的分子原因：多巴胺受体被激活的时间不足。当这些受体持续被小量多巴胺撩拨，我们感觉满足（就像第三章章首引文中梅尔维尔所说）。小脉冲不改变多巴胺的平均浓度，因此我们的受体灵敏度不会降低，所以我们也不需要更多多巴胺。在这个背景上看，通过抑制多巴胺释放治疗成瘾（纳洛酮和利莫那班）似乎南辕北辙。没有任何人的问题可以通过减少多巴胺释放来改善。相反，应该追求的是通过有趣而有用的活动激活我们物种多才多艺的天赋和能量，扩张正向奖励预测误差，**增加小的多巴胺脉冲**。

因为广泛出现且无法治愈，成瘾及其相关的慢性症状成了现代医学的重大挑战，同时也在概念上给我们提出了挑战。把成瘾作为一种"疾病"真的正确吗？成瘾的产生真的像有些专家轻描淡写地说的那样，是因为"失常"或"失调"吗？还是将很多高度优化的系统推动得超出了它们设计的极限所导致的可以预期的结果？我们的目标是分别治疗每个最终病症——肥胖就做减脂手术，抑郁就刺激脑部吗？这会让我们健康吗？还是我们应该重新思考"健康"意味着什么，并探索更广泛的普遍路径以获得健康？这将是第六章。

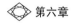

◇ 第六章

何谓健康

永远都不要问，丧钟为谁而鸣。

——多恩（John Donne）

第五章以智人和地球的慢性病加速而阴郁地终结。如果还要有希望，那我们首先需要明晰以下想法。自从启蒙运动开始，我们的身体就被认为是一架机器，装备了可自动控制的自我调节系统，就像安装了速度控制器的瓦特引擎。这个模型是非常成功的，激励了对内脏系统及其反馈调节的生理学研究。当下，这些研究已经达到了分子水平。我们常常可以确定某个分子的缺陷导致了某种疾病，然后用"分子药物"治疗。通常是用具有正常功能的分子替代功能缺陷的分子，或者设计一个能够实现巧妙的药理学变通的药物。[1]

然而，在有些重要问题上，这个模型却在概念和实践上都失败了。我们依然被大量成瘾、高血压、肥胖以及各种认知和情感障碍困扰。我们知道肯定出了问题，但在追踪事件过程时，我们又会发现没有任何方面有缺损。这个"机器模型"的另一个问题，涉及人类多样性的谱系和我们极端的个体差异。第四章说明了我们的个体性强化了社群计算容量，但有些个体确实**太过**不同，以致他们会遭受痛苦，如何容纳他们是一种挑战。我们会再次见证，"机器模型"所诊断的失常、疾病或失调并无可以被证实的缺损。但这个模型会假设，即使现在还没有发现缺损，**以后**也一定会发现问题，因为这是这个模型的要求。

本章将指明生命体与机器之间的一些关键差别，并由此出发，重新审视成瘾和适应问题及其致命后果，然后本章将考察源于人类差异谱系的问题，最终拷问"何谓健康"。通过明晰我们追求的目标，我们可能会提高实现目标的机会。

我们是什么样的机器

35年来的每个周六，美国国家公共广播电台会播出"谈车"节目。听众可以打电话询问自己汽车的故障。在马萨诸塞州剑桥市拥有修车店的马廖齐（Magliozzi）兄弟会盘问和戏弄打电话的听众，狂笑不止。在某个合适的时机，他们会变得严肃，揭晓对车子的诊断并自信地解释修理方法。听众们觉得神奇和满足，但从某种意义上说，这并没有什么了不起，一辆汽车只有有限的零部件，每个零件执行已知的功能，并与其他零部件发生确定的关联。

更重要的是，制造汽车零件用的是钢铁、玻璃、塑料和橡胶，它们在分子水平都是稳定的材料。所以，它们的表现是可以预测的：所有零件都持续执行其特定的功能直到某个零件磨损，导致某个明确的故障。每个型号的汽车也为不同的环境设计：在路况较差的地区使用的车型会有较高的底盘、较硬的悬架和较耐磨的轮胎。发动机也是为某种特定组分的特定燃料设计的。新车的性能最佳，开多了都会磨损。每个车型都有配件说明书，还附有正确装配的示意图。因此，只要有些经验和理解机械的天赋，诊断故障原因通常轻而易举。更不要说这兄弟俩都是MIT毕业的。真正神奇的倒是他们的搞笑能力。

人类生命体确实和汽车有一定的相似之处：都燃烧燃料和氧气来做功，释放热量和二氧化碳；零部件也都精确地组合在一起，根据物理学原理和化学原理工作。有些症状确实提示零件有损坏，而且多数可以修复。然而，我们生物的复杂性要远远更高，还有一些关键的零部件甚至还未被鉴定。更为重要的是，许多部件同时执行多个功能，而且它们的功能可以在不同情况下，通过微妙的生物化学修饰产生变化。在分子水平，这些部件不断变化和更新。虽然有些部件最终会因为使用而磨损，但它们通常可以**适应**，比如皮肤变厚、肌肉变强，等等。这是图3.9表示的生命体的普遍原则。

适应是预测性反应。**使用**预示着更多的使用，所以组织通过增强能力作好准备。适应是应变稳态的范例：组织并不是通过修正误差的反馈维持恒定，而是为了对下一个最可能的需求作出最佳反应而被指导**改变**。这些改变由中枢协调并通过继承自真核细胞和始两侧对称虫的信号系统发挥作用，所以人类适应调节的效率经历了几十亿年的优化。这种优化牵涉无数相互联系的信号分子，除了标准的内分泌器官，大多数组织，像肠道、肝脏、脂肪、骨骼、心脏、肾脏和免疫细胞，都可以通过多种激素和细胞因子相互影响并影响大脑。如果汽车也是这样工作的，那马廖齐兄弟很多时候不一定笑得出来了。

适应也是可逆的。组织经常使用会发生变化，如皮肤变厚、肌肉变强，但如果不使用也会被预测为以后不会被使用，于是这些组织会退化，以节省材料和能量。学习也是某种形式的适应：积累预测和控制所需信息的机制。[2] 有些学习是快速、可逆的，比如你所住旅馆的房号可能很快会淡忘，但很多形式的学习是无法遗忘的。你不能忘记怎样骑自行车，你学会一首歌曲后它经常会萦绕在你的脑海。如果有人背叛了你，你也许可以原谅但你不会忘记。这就是生物学，但不知为啥在将机器模型应用到人类行为相关的极其深刻的问题比如成瘾时，这点却被遗忘了。

什么是成瘾

想象一个药物或一种行为可以导致多巴胺大量释放。每一次重复，也就是练习，这个经验会得到强化及固化，就像对肌肉和骨骼做日常锻炼。奖励环路会长出新的突触（第五章），就像小提琴手练习奏鸣曲时运动环路会长出新的突触一样（第四章）。在分子水平，多巴胺受体通过降低灵敏度适应多巴胺大量释放。[3] 这样一来，得到同样的奖励需要更大量的多巴胺。以前提供小剂量多巴胺脉冲的其他活动，现在完全不能满足这个需求。因此，人也好，小鼠也好，果蝇也好，都难以自制地寻求更大剂量的药物或另一可以获得更多多巴胺释放的行为。

这里完全没有疾病或失调。这只是一个继承自蠕虫的、以小脉冲多巴胺奖励多种行为的系统。一个**小**的多巴胺脉冲，就像一个小的光脉冲，不会使受体适应。但是，如果用单一强力的来源（例如药物）代替多种小奖励，这就违背了系统的设计。虽然这些环路就像它们本来设计的那样起作用，但这不是我们想要的。这是我们的演化和我们的生活之间的"失配"。但是这个委婉说法逃避了直视"我们的生活"对大多数人而言是无法忍受的这一事实。

试想进入一个戒毒中心，戒掉给你提供多巴胺大量释放的毒瘾。简单避开成瘾物仅仅是开始，但如何消除一种每个细节都被那个释放固化了的活动？你连一首歌都无法忘记，更不用说那种"爽"。不过，去除大量释放，系统会**逐渐**适应，受体灵敏度会上调，驱动成瘾的新生突触会消退，于是对小脉冲的灵敏度一定程度上可以恢复。

可以开发许多活动来提供小的多巴胺脉冲，有的成瘾者觉得来自社交支持的日常正向奖励有用。比如"12步程序"，参与者每个人都会被热情欢迎，被倾听，绝不会因为失败而被批评或被羞辱——差不多与他们在教室里的经历截然相反。有些人发现建立或重温宗教信仰这类活动有用,还有一些人通过体育活动或艺术活动也能获得不可或缺的小脉冲。

戒毒的艰难令人绝望,复吸如此普遍。虽然成瘾并非疾病,但其痛苦程度确实像疾病。成瘾也不是道德或意志的失败,而是核心脑环路强力驱动下的一个状态。这正是因为环路设计的功能,就是像寻求生命必需的维生素一样,寻求其必需的、经常性的小脉冲。戒毒如此困难,所以要通过制造广泛丰富的获得各种正向奖励预测误差的机会,毕竟防患于未然要远远好于亡羊补牢。相对于送入监狱和戒毒所,预防可能只需要一小部分社会成本和经济成本就能实现。

简而言之,成瘾的核心问题是一系列情况使生理参数超出了其特定工作范围,因而改变了其预期并引起适应(图3.9)。这也是高血压的核心问题。

什么引起了"原发性"高血压

血压对预测的需求反应

动脉血压在一天之内持续变化。这种变化是为了配合预测的需求的改变,所有变化都是由大脑这个中枢触发的。如图3.5显示,血压会因注意的随机变化而升高,也会因为外部刺激(比如针刺)而上升,还会因为复杂的社会生理相互作用(比如性交)而上升(图6.1上)。图6.1显示了24小时的动脉压记录,也显示了生物钟预测睡眠时血压的明显下降,以及早晨因为预期的紧张血压持续上升。在主动脉弓和颈动脉窦处的压力感受器会触发内稳态反射,保持血压稳定。因此,任何**改变**动脉压的指令都包含针对压力受体的应变动态信号,以相应地改变受体灵敏度。[4]

短时升高血压的指令不会触发适应,就像偶尔将购物袋搬到厨房不会强化你的肌肉和骨骼。但当我们持续体验情绪上和生理上的激活

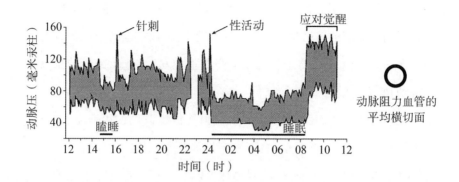

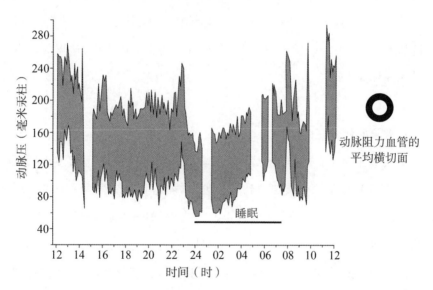

图6.1 平均动脉压一天之内都在变化以满足预测需求。动脉逐渐改变其结构以适应。左上：以5分钟为间隔记录的一个正常个体24小时的动脉压。大的变化与个体的身体和精神状态变化相符。右上：动脉的横切面，显示一只非高血压大鼠的动脉阻力血管的平均横切面。左下：高血压患者的血压。血压依然变化，但血管适应持续高压。右下：动脉阻力血管平均横切面显示管壁增厚、内腔减小。平均血压不可能再回归正常，因为这些血管需要更高压力才能输送足够血液。从这个意义而言，它们对高血压"成瘾"

状态,大脑会预测一个新的平均动脉压并逐步将血压调高至此。这在向大鼠群体不断引入陌生成员时会发生(第五章),在猴除非保持警觉状态否则就会被电击时也会发生,[5] 在被限制在教室里的小孩子身上也会发生(图5.8)。但在修道院的修女身上不会发生,持续20年的监测显示,她们的血压没有升高。[6]

在现代社会更高的血压持续时,动脉会改变其结构以适应。[7] 血管壁增厚导致内腔变窄(图6.1右下),于是**需要**更高的压力维持下游血流(图6.1左下)。事实上,血管会对高压"成瘾"。压力感受器也会改变其结构以适应,从而维持慢性高压时的灵敏度。大脑通过三个相互关联的机制,实现平均动脉压的上调(图6.2)。就像药物成瘾,这里并没有什么损坏或失调。

大脑如何升高血压

大脑在预测需要的血压后,通过多个机制,在不同时间尺度设置压力。快速信号通过交感神经到达心脏,增加心脏收缩强度和频率以增加心脏输出(图6.2)。快速信号也通过交感神经收缩小动脉(图3.8)。当一个神经递质脉冲刺激小动脉平滑肌使其收缩时,肌肉细胞上的延展敏感离子通道开放,进一步使肌肉细胞去极化,强化收缩。肌肉细胞通过表达更多离子通道适应动脉压的持续升高。[8] 然后,同样的神经递质脉冲作用于含有更多通道的、更粗壮的肌肉细胞,引起更大收缩及血压进一步升高。

慢信号,即通过血液"无线传输"的各种激素,起效缓慢但持续更久。有几种激素作用于肾脏,如果大脑只通过刺激心脏和动脉来升高血压,肾脏会倾向于内稳态式地通过增加尿液中的盐和水来减少血容量以恢复血压。所以,大脑通过交感神经到达肾脏内分泌细胞执行其**升压**指令。这些细胞释放一种叫"肾素"的激素,将血液中的激素前体

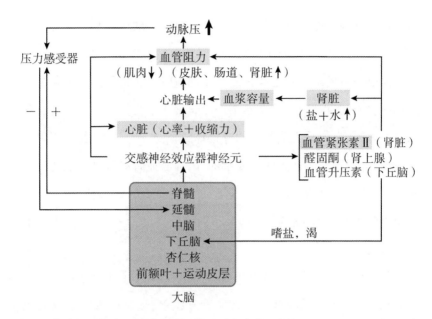

图6.2 大脑预测将会需要的动脉压并通过多个协调机制设置血压。预测到肌肉对血流增加的急性需求，前额叶和运动皮层激活多个到达脊髓交感神经元的平行通路。心率及心脏收缩力增大，使得心脏输出增加。交感信号还使支配骨骼肌和心肌的动脉舒张，以增加血流，但使支配皮肤、肾和肠道的动脉收缩，以减少血流。更多的血流（心脏输出）在净阻力增加时造成更高动脉压。为进一步增加心脏输出，肾通过保持水分和盐分增加血浆容量。这是通过下丘脑释放血管升压素，以及交感神经从肾释放肾素和血管紧张素、肾上腺皮质释放醛固酮而预测性地实现的。血管升压素和血管紧张素同时直接收缩动脉血管，血液中升高的盐水保留激素会被下丘脑神经元感知并增加盐需求和渴感觉。

这个示意图忽略了额外的大脑驱动的增加血压的机制，比如降低副交感神经对心脏的抑制，减少心脏降盐激素（心房利尿钠肽）的分泌，以及增加肾上腺分泌肾上腺素和皮质醇。灰色区域标记了临床药物拮抗的位点。

压力感受器在心脏血流流出处监测到压力上升，并负反馈至大脑，强烈抑制心脏和血管的交感激活。这个内稳态机制，如果不加控制，可以抵抗大脑增加血压的指令。相应的是，大脑包含了一个对延髓神经元的信号，适应压力感受器反射至新的水平以匹配中枢确定的压力。换句话说，这个关键的内稳态反射受到预测的控制！进一步的细节，可查阅"Resetting of the Baroreflex Control of Sympathetic Vasomotor Activity during Natural Behaviors: Description and Conceptual Model of Central Mechanisms," by R. A. L. Dampney, 2017, *Frontiers in Neu - roscience*, 11, 461; "Central Control of the Cardiovascular System: Current Perspectives," by R. A. L. Dampney, 2016, *Advances in Physiology Education*, 40, 283—296

剪切成其活性形态——血管紧张素Ⅱ。血管上的血管紧张素受体诱发长时血管收缩,肾脏中的血管紧张素受体可以触发盐和水的潴留。

但是还有更多!肾上腺素皮质中的血管紧张素受体触发释放激素醛固酮,使肾脏保留盐。[9]大脑中的血管紧张素受体监测血液中血管紧张素的水平,完成从大脑起始的肾素释放环路。于是,看起来简单的指令"提高血压",实际上是相当复杂的,因为心血管和肾脏系统通过神经和激素,丰富地相互联结,因为它们必须允许有效的妥协(图3.7)。这些丰富的、可适应的相互联结,对药物治疗提出了一些问题,将在本章最后讨论。

与此同时,支配心肌的交感神经抑制其释放促进盐排泄的激素心房利尿钠肽,而下丘脑释放激素血管升压素,促进血管收缩及液体潴留。没有环环紧扣的通路调节血压,每个器官会倾向于制订其自身的稳态途径,修正局部误差。而大脑,了解所有背景,可以作出更好的预测,协调指挥所有器官。交感神经,以前被认为是脊髓控制的"自主"神经,现在知道也受到最高水平大脑皮层的控制。[10]当老师吼学生"坐直了,把口香糖给我吐掉"时,从大脑前额叶皮层发出的通路将清晰的信息送到学生的肾脏、肾上腺、心脏和血管(图6.3)。

这个事件例证了激素信号的关键效率。一个释放入血液的激素脉冲可以引起所有系统中每个功能相关的细胞产生反应。细胞只要表达了可以结合该激素的受体就能参与。更进一步的是,表达受体的不同异构体,可以与下游不同信号转导机制偶联,进而激活离子通道或激活具有惊人放大能力的G蛋白偶联受体。[11]毫不奇怪,毕竟我们保留了这个来自我们两侧对称祖先的礼物(第二章)。

持续高血压被称为"原发性"高血压,意思是原因不明。但实际上,应该被称为"原因确认的"高血压,因为其诱因现在已经很清楚了。在经历任何慢性焦虑——定义为可以引起持续生理兴奋——的人身上,

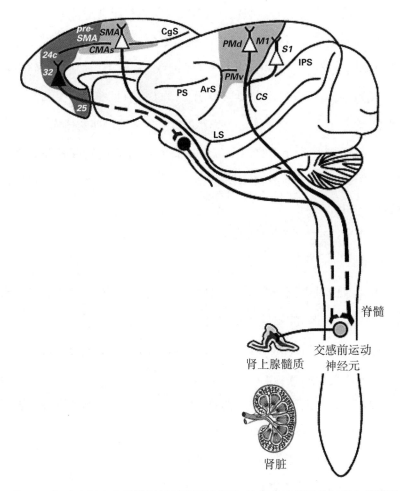

图6.3　额叶皮层多个区域投射到脊髓神经元,这部分神经元控制肾上腺髓质和肾脏。右:恒河猴皮层侧面观。初级运动皮层(M1)和初级躯体感觉皮层(S1)通过皮质脊髓束到达中间神经元(虚线),中间神经元联系交感通路的前运动神经元控制肾上腺髓质。大鼠上的平行研究显示,多个通路从运动皮层和感觉皮层到达肾脏。左:内侧观显示,补充运动区(SMA)通过皮质脊髓束(白色神经元)、认知区域投射通过下丘脑和脑干(黑色神经元)到达相同的前运动神经元。大鼠没有这些认知区域,但可以想象在猴上它们也投射到肾脏。可能还存在相似的通路从大脑到胃、肝脏和胰腺。图中缩写:ArS,弓状沟;CgS,扣带沟;CMAs,扣带运动区;CS,中央沟;IPS,顶内沟;LS,外侧裂;M1,初级运动皮层;PMd和PMv,背侧和腹侧运动前区;PS,主沟;S1,初级感觉皮层

血压随年龄增长而上升。与汽车不同,我们的系统会适应。系统可以根据信号分子或代谢物的预期浓度表达更多或更少的受体,可以根据预期的使用制造更多或更少的结构(图6.2)。"确认的"高血压最终会损害血管和器官,所以肯定是要避免的。但这并不是疾病或失调。没有东西坏掉了,这只是对我们现在生活方式完全可以预期的适应。

我们现在生活方式的一个方面是我们对盐的强烈偏爱及大量消耗,盐摄入经常与高血压相关并且已经被认为是其诱因。我们接着讨论这点。

嗜咸

因为身体每天以一升左右的尿液冲洗废氮,排出的水和盐必须得到补充。应对"渴"的神经环路驱动对水的搜寻(图3.10)。针对盐偏好的神经环路被血管紧张素和醛固酮驱动,这两种激素也通知肾脏保留盐。来自血液的血管紧张素 II 与表达在被称为"穹隆下器"的关键血脑界面的神经元上的受体结合,进而与中枢"渴"神经元集群终板血管器(OVLT)以及另一细胞集群终纹床核(BNST)连接。血液中的醛固酮在一个脑干区域孤束核(NTS)与其受体结合,进而也连接到BNST。因此,BNST神经元接受血管紧张素 II 和醛固酮升高的信息,预测一个将要到来的对盐的需求,相应增加对咸味的渴望(图6.2)。[12]

简而言之,当额叶皮层和下丘脑发出指令"提高血压",它们同时也在说"吃盐"。我们会喝水以避免不愉快的感觉(图3.10),而盐偏好是由正向驱动调控的。因此我们找盐,找到了就能得到了一个脉冲的多巴胺,就像大鼠可以为咸味而做功,梅花鹿可以为舔一下盐而冒险。嗜咸属于大脑协调的以应变稳态提升动脉压的信号系统(图6.2)。

食用盐并不引起高血压。例如隔绝在巴拿马东部加勒比海岸圣布拉斯岛上的库纳人,他们的血压很低,也不随年龄变化,但他们如果移民到巴拿马城,那就是另一回事了。有些留守的库纳人,虽然接受了高盐饮食,但血压并没有升高。[13] 由于上述机制,食物制造商和餐馆会因为人们的口味而用很多盐。因此,当医生要求病人减少盐摄入,也是在要求他们忽略"吃盐可以获得多巴胺"的强烈神经信号。

什么引起肥胖

与调节盐和水相比,调节营养简直就是梦魇。这不是追踪两个分子,而是追踪成百上千的分子。我们需要大量氨基酸,其中有一些是"必需"氨基酸,因为我们自身的生物化学过程无法制造它们。不是每种食物都包含必需氨基酸,动物可以识别包含必需氨基酸的食物,拒绝不包含的。[14] 与此类似,有些脂肪酸也是"必需"的,还有各种酶的辅因子,如硼、铬、铜、碘、铁、镁、钼、镍、硫和锌。所以,许多特定的检测器必须与发出"吃这个""不要吃那个"指令的中枢系统偶联。这种调控的进行并不被注意,直到有些元素缺乏引起疾病:低碘会得腮腺炎,低硫胺素引起遗忘综合征(引言中吉米的病),等等。

这些需求塑造了我们内在的味觉偏好。比如人们几乎普遍喜爱大蒜和洋葱,但如果其中的硫被去除了,大家可能就不那么喜欢了。舌头上的鲜味感受器检测一种氨基酸——肉类富含的谷氨酸,因此谷氨酸被作为味精加入蔬菜以模拟肉味、改善味道。神经反射触发分泌的唾液,含有将脂肪分解成脂肪酸的脂肪酶,从而使味觉感受器检测到并享用。例如,昆族猎人会选择可能含有腹部脂肪的羚羊,骨瘦如柴的猎物是令人失望的。[15] 所以哪怕是吃正确的食物,也有计算上的挑战,尤其是在我们拥有超市之前的漫长演化历史中,很多东西偶尔才有。

昼夜代谢周期

大脑决定我们**何时**进食,但这个计算涉及对腹腔中几乎每个脏器发出指令及收集反馈。[16]糖被肠道吸收后不能停留在血液中,因为会引起血管内渗透压的过度上升,所以糖直接被送到肝脏并聚合成糖原,同时也是为了维持渗透压。肌肉和大脑吸收剩余在循环中的大部分葡萄糖。但在夜间,当我们不再进食,肌肉转换成燃烧脂肪酸,将剩余的葡萄糖留给只能利用葡萄糖的大脑。这时,肝脏开始分解糖原,挤出一定量的葡萄糖为大脑维持一个较低但合适的血糖水平。

为管理葡萄糖的波动,胰腺分泌两种功能上相互拮抗的激素:β细胞分泌胰岛素,促进组织吸收葡萄糖从而降低血糖浓度;α细胞分泌胰高血糖素,促进肝脏释放葡萄糖从而升高血糖浓度。这两种激素的释放构成了医学生内稳态模型的核心:血糖上升触发胰岛素释放,抑制胰高血糖素释放,血糖下降则相反,哇,恒定!但是,正如大脑检测血管紧张素Ⅱ和醛固酮以预测性调节嗜咸和血压,它同样监测胰岛素和胰高血糖素以进行预测性调节代谢。[17]

血糖随着α细胞和β细胞内的时钟而变化,并在我们苏醒前上升。同时,到达α细胞和β细胞的自主神经突触预期血糖上升并为之作好准备。于是,当你看到或闻到食物让你垂涎欲滴,这是大脑通过自主神经触发了口水的分泌反射,同时大脑也触发了β细胞释放胰岛素,使肝脏在葡萄糖上升**之前**为快速摄入作好准备。[18]而当你穿上运动鞋准备去打网球时,大脑通知β细胞释放胰岛素使肌肉细胞在它们需要**之前**就摄入额外的葡萄糖。

肝脏通过摄取血液中的脂肪酸从夜间的糖原损耗中恢复,而脂肪酸以长链形式储存在脂肪细胞中。脂肪细胞构成白色脂肪——缺乏高浓度线粒体的能量仓库,而线粒体是给予棕色脂肪颜色及使其产热的原因。虽然我们可能认为白色脂肪是积累在我们腰部的惰性物质,但事实上它是动态的,与肝脏一起跳着复杂的探戈。在白天,肝脏从肠道获得游离的脂肪酸,将其聚合成脂肪并由血液中的蛋白质转运体送到脂肪细胞。在夜间,流向发生反转,脂肪细胞内的脂肪解聚为脂肪酸,被送回肝脏,作为碳和能量复原葡萄糖。

现在想象,如果有听众向马廖齐兄弟报告他汽车的性能会随地球转动而发生变化,他们一定会狂笑着说:"没有车会这样的,白天和晚上都一样的!"但当我们将身体运送到不同时区,代谢的交通会受到困扰,脂肪细胞里的钟认为是半夜,指挥释放脂肪酸以补充肝脏损耗的能量,但旅行者或夜班工人(美国劳工中占大约15%)会感受到油腻的食物,使下丘脑通过交感神经让肝脏作好进食准备。[19]

当大量新鲜的糖和脂肪酸到达肝脏,肝脏必须为脂肪细胞合成新的脂肪,而后者又正根据自身的生物钟在消耗现存的积累。这会扩大脂肪仓库,还会引起"脂肪肝",一种在日夜倒班工人中发病率有所上升的致命疾病。[20]把这个代谢节律的紊乱称为疾病或失调是对问题巨大的误解。如果马廖齐兄弟了解了这个情况,可能会说:噢,对啊,这简直是在搅局啊。

是什么促进了饱腹感

大脑还通过收集自身不同水平的计算决定我们吃多少。[21]一顿标准餐食,例如我们每天吃的面包,并不是在卡路里缺乏时才开始吃的,这个进食并不是由误差修正的反馈驱动,而是内在生物钟按照对需求的预测来驱动的。例如,当胃排空时,其内分泌细胞在自主神经控制下,释放激素饥饿素。饥饿素兴奋下丘脑弓状核内的 AgRp 神经元,其活动表示饥饿,就像多巴胺神经元活动表示满足一样。AgRp 神经元投射到其他中枢,驱动所有食物导向的行为。[22] AgRp 神经元的活动会使动物偏向进食而不是其他活动,增加食物的奖励价值,即增加食物诱导的多巴胺释放量。

随着胃部充盈,饥饿素分泌下降,于是饥饿素对进食的驱动被消除。但其他控制依然存在。一顿美食以"吃饱"结束,吃饱的感觉是胃里的牵拉受体释放的化学因子,如胆囊收缩素、酪酪肽和5-羟色胺等,刺激了感觉神经元,通过迷走神经到达脑干的孤束核,然后再到达肾旁外侧核——与嗜咸平行的环路。与胰岛素同时释放的多肽胰岛淀粉素同样在中枢起作用,提升饱腹感。这个系统控制进食量,但卡路里摄入总量及长时程能量平衡牵涉另一关键激素——来自脂肪细胞的瘦素。[23]

脂肪细胞释放脂肪酸、消耗其脂肪储存的同时,也按比例释放瘦素。血液中瘦素水平的上升会被很多脑区感受到,尤其是能使食欲增加及能量使用下降的AgRp细胞。进食恢复了脂肪细胞中的脂肪和瘦素,进而降低进食的信号。一个损害瘦素或受体合成的基因突变会消除这个关键的饱腹因子,使啮齿类或人变得非常肥胖(图6.4)。这是**真正的调控缺陷**,但这在人类中很少见,不能解释广泛存在的肥胖。

当脂肪储存达到一定水平,瘦素水平也会成比例升高,进食环路中的瘦素受体被有效饱和(图6.4)。这个状态对应于停止进食的饱腹感,从而减少动物成为别人餐食的危险,也释放了奖励系统以鼓励其他重

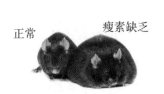
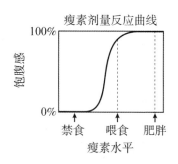

图6.4　缺乏瘦素或其受体造成真正的饱腹感缺失,但现代人群中广泛存在的肥胖依赖的是不同的信号。左:正常小鼠和瘦素缺乏小鼠。右:血液中瘦素水平及其影响饱腹感的剂量反应曲线示意图。在正常小鼠中,进食引起的饱和反应曲线对应于饱腹体验。由脂肪储存增加引起的瘦素进一步增加不会增加食欲

要活动。但如果一些非卡路里因素,比如焦虑驱动进食,新的脂肪和新的瘦素会积聚。由于进食环路的瘦素受体已经饱和,血液中更高的瘦素不能进一步抑制食欲,这个状态有时被称为高瘦素血症,而无法减少进食被叫作瘦素抵抗,虽然两者都被认为是"失调",但其实与**缺乏**瘦素或受体相反(图6.4),它们并非真正的缺乏,它们只是反映了设计而已。

饥饿素和瘦素仅仅是进食调控这座冰山的一角,还有很多额外的因素。例如,在进食过程中,胃分泌一种叫促胰液素的激素,除了行使其他活动之外,还能与棕色脂肪中的受体结合,刺激产热,并向中枢送入信号,以增加饱腹感、减少进食。[24]此外,脂肪细胞除了释放瘦素之外,还释放令人眼花缭乱的信号分子,如脂联素、TNFα、白介素-6和抵抗素,加上我们熟悉的肾素和血管紧张素Ⅱ。[25]骨骼是另一个调节能量代谢的激素来源。[26]这么多环路如何整合调节能量代谢还远远没有搞清楚,但它们似乎都涉及通知大脑"已到达饱腹"的受体,那为什么前额叶皮层和下丘脑还在说"吃!"呢?

现代肥胖的"缺陷"

在当代人群,肥胖的分布很不均匀,与收入不平等强烈相关:最不平等的国家肥胖率最高,美国当然中了头彩[27](图6.5上)。在美国内部,最不平等的州肥胖发生率最高(图6.5下)。儿童肥胖,一个越来越严重的问题,也与社会经济的不公相关。[28]肥胖率在受教育程度最低的人群中最高,[29]没上过大学的白人男性肥胖发生率要高出25%,没上过大学的白人女性则高出78%。对黑人男性,大学教育并不能预防肥胖,对黑人女性也只有很小的作用。这似乎和"肥胖与社会压力相关"是一致的,[30]因为大学学位并不保护美国黑人不受种族歧视。

肥胖被归因于"节俭基因"建造的神经环路和代谢环路。这个想法认为,我们的进食环路是在作为猎摘人整天忍饥挨饿的千万年间演化

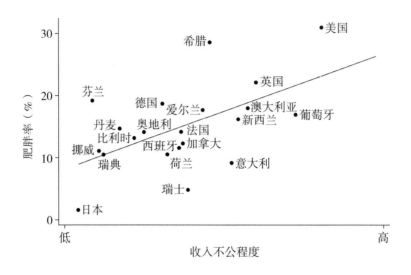

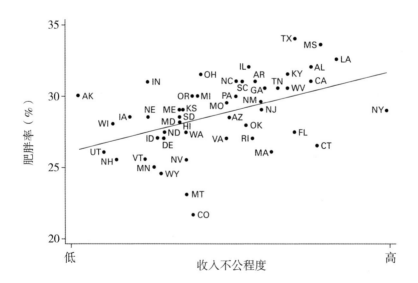

图 6.5　肥胖与收入不公强烈相关。上：在最不公平的国家，肥胖率最高。下：在美国最不公平的州，肥胖率最高

的,最好的生存策略可能是一有机会就胡吃海喝,但现在进食机会已经是无限的了,因此我们出了问题。现代尚存的猎摘人**并非**总是挨饿的,恰恰相反,他们用数学优化的策略,每周只用较少的时间和精力来满足营养需求,留出相当的时间进行社交或神圣实践。[31]

某些人类种群携带"节俭基因"的假设已基本崩塌了。不论是什么基因型,地球所有的人类种群都快速储存脂肪。[32]指责人类有"节俭"调节环路并不合理,因为核心进食环路存在远远早于猎摘人出现。哪怕果蝇幼虫,吃了高糖食物也会出现高血糖和2型糖尿病,且血中甘油三酯和游离脂肪酸水平升高。[33]这些共同的代谢调节机制显然是我们共同的两侧对称祖先遗传下来的。

全球性肥胖增加是最近的事情,1980年左右始于美国。这并不是某种油腻食物的突然普及的巧合,那些东西20世纪50年代起就存在于美国超市。这是因为无法得到满足感的无节制消费引起的。更少教育、更少公平待遇和更大压力的人群与富裕人群用的神经奖励系统是一样的,只是前者的奖励种类更少,也就是说获得多巴胺释放的正向奖励预测误差的来源更少(第五章)。于是他们面临各种成瘾的风险,包括油腻食物。简而言之,现代肥胖的问题,出在最高层次,反映了寻求满足感的强烈冲动。在饥饿素和瘦素发出"够了"的信号之后,习得的知觉和对油腻食物的幻想高喊的"还要"否决了这些信号的中枢效应。[34]

肥胖和高血压的病理生理学

肥胖通常伴有高血压。这个机制虽然复杂,还未被完全理解,但增加了的瘦素显然刺激了支配肾脏和肾上腺的交感神经,增加了血管紧张素 II 和醛固酮。正如已经提到的,后两者提高动脉血压并刺激对咸口味的嗜好(图6.2)。[35]所以高钠摄入伴随肥胖并不奇怪,而减重会降低**瘦素**水平,也降低血压。[36]总之,瘦素,作为一个调节能量代谢的关键因子,显然也影响心血管调控。对每个部件都有明确和独立功能的机器了如指掌的马廖齐兄弟,会被惊呆的。

无节制消费糖类和脂肪会刺激胰岛素水平的慢性升高。在很多组织包括大脑中,胰岛素受体通过降低灵敏度来适应(胰岛素抵抗),这会让细胞**需要更多**的胰岛素,从而引起更严重的抵抗。[37] 如前所述,这些内分泌反应并非"失调",只是遵循"将灵敏度调至平均水平"原则,针对大量、丰富连接引起的影响作出的反应(图3.9)。但无论如何,这些系统被驱动得远远超出了设计范围,最终造成了2型糖尿病。而其复杂的内分泌信号,也会造成高血压、血管炎和免疫抑制。这些问题,一同增加了肾–皮层–心血管死亡率(图6.6)。[38] 一个设计精良的系统,因超

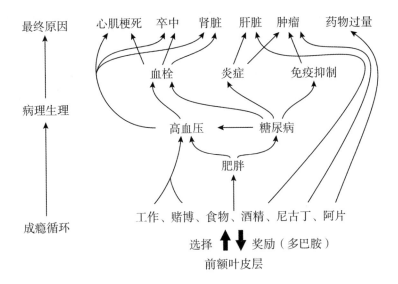

图6.6 为满足对多巴胺的需求,前额叶皮层选择保证大量释放多巴胺的活动。这些消费行为包含驱动标准的成瘾循环:毒品—多巴胺—适应—更多毒品。消费油腻食物提升了来自大脑、肠道、肝脏、胰腺、骨骼、脂肪、肌肉和其他组织的大量代谢激素的水平。这些激素的受体同样发生适应,要求更高水平的激素。比如,持续的高水平胰岛素造成"胰岛素抵抗"(适应),最终要求更多胰岛素。结果是肥胖、糖尿病、高血压及一系列其他疾病以多个"最终原因"增加了死亡率

出了其响应能力的滥用而出了问题，马廖齐兄弟很可能会认为这是另一种"搅局"的情况。

是什么搅了局呢？最终，应激刺激导致的细胞损伤和系统损伤的积累引起了慢性生理兴奋。有些观察者将这个损伤总结为"应变载荷"，定义为大脑长期将所有系统驱动到正常水平之外运行。[39]压力和应变载荷可以通过促进正向奖励预测误差的事件而得以恢复缓解（第五章）。一个简单的例子是，通过束缚引起急性应激的大鼠所出现的神经内分泌、心血管和行为兴奋，可以通过糖或性行为奖励缓解。[40]果蝇也表现出类似的平衡，可以通过诱导一个脉冲的满足来缓解兴奋，当用交配奖励时，它们摄入的酒精减少。[41]

一个奖励系统，一旦因长期暴露于大量释放多巴胺的成瘾行为而脱敏，就需要时间重新适应。多巴胺受体需要时间充分恢复它们原有的亲和力，就是恢复到看到日落美景就能获得满足感的灵敏度。

最终，何谓健康

应变稳态模型将健康定义为"对需求波动的最佳反应能力"。这个定义适用于内脏系统水平、个体水平和社会群体水平。它也适用于各种需求：炎症、癌症、精神疾病、社会压力和战争。但以下的讨论将延续本章焦点，集中在内脏生理。

当需求波动不太大时，环路通过将输入−输出曲线中心平移，使其居中于平均水平来保证灵敏度和响应范围的最大化（图6.7左上）。因此，在需求出现明显变化，环路可以迅速适应新的均值，维持灵敏度和响应范围（图3.9）。不过，我们系统的设计大多是用来应付短时的需求偏离，当需求长时间将系统强制在高水平运行时，系统就会不健康。虽然响应范围还能维持，但持续应对高需求运行会诱发适应，以致需求降低时复原缓慢，于是，损伤就会积累（图6.7左下）。

应变稳态模型强调高水平(指个体、群体甚至社会)的"系统"治疗而不是低水平(指细胞或分子)的药物治疗。药物治疗通常试图**纠正一个特定的参数**。一个药物阻断环路中的某个成分,迫使某个参数回归至标准范围(图6.7右上)。不过,因为药物并不能改变预期,所以环路依然预测高需求,并利用其他未被阻断的成分进行代偿。这就需要用另一个药物来阻断另一个成分,但又会诱发另一些新的成分代偿,如此无休无止。随着环路中越来越多成分被阻断,环路趋于不稳定,响应范

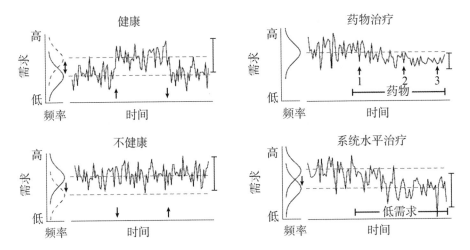

图6.7 应变稳态模型将健康定义为最佳反应性。左上:健康系统对需求波动的反应。平均需求水平适中(左侧实曲线),允许最大增益和最大响应范围(右侧线段)。当平均需求增加(虚曲线),系统快速适应,保存最优功能(回忆图3.9)。当平均需求恢复到初始水平,系统再次快速适应。左下:不健康系统适应持续高需求(实曲线)。环路和组织改变结构以适应(回忆图6.1),因此当需求短暂恢复(箭头所指),系统不会跟随,因为不够时间休息和恢复。右上:在长时间高需求(实曲线)下的系统对更高的均值反应。箭头指示药物治疗。药物1降低平均值,但系统补偿,均值上移。药物2阻断另一成分,再次降低平均反应但也压缩了响应范围,系统再次适应。药物3决定性地降低了均值,但也严重压缩了响应范围。右下:在持续高需求下的系统进行以改变预期、减少需求(下方实曲线)为目标的系统治疗。反应均值逐渐适应,响应范围得以维持

围缩小。更重要的是,药物在阻断目标环路中的成分时,也会阻断非目标环路中使用的相同成分,引起其他环路的反应,出现副作用。

系统治疗则试图**改变预期**,目标是在较长时间内降低需求而使系统"相信"新的预期并重新适应(图6.7右下)。随着反应曲线整体向初始均值偏移,响应范围不会发生变化。其他使用相同成分的非目标环路可能还会和目标环路一样受益。这是系统治疗的"副作用",是好的副作用。

以原发性高血压为例。内稳态模型一般瞄准最低水平(图6.2),治疗高血压通常始于利尿剂,通过减少血管中的液体即血液总量来降低血压。[42] 但是大脑依然预测高压的**需求**,于是通过收缩动脉来减少血管容量,以此代偿,使血压回升。当然,这时可以用一个钙离子通道拮抗剂来舒张血管平滑肌,以此阻止血管收缩。然而,大脑如果依然认为维持高血压是必要的,又会通过激活交感系统,靠提升心脏输出来代偿,使血压重新上升。那么,还可以用交感神经信号拮抗剂,通常称为"β受体阻滞剂",来阻断使血压上升的最后一条途径。

不幸的是,β受体阻滞剂在降低血压的同时,也会降低个体运动时的心脏输出(回忆一下图3.7),而这是生理、情绪和认知健康的核心需求之一。此外,β受体阻滞剂还会降低对通常合并高血压的肥胖者和2型糖尿病患者而言至关重要的代谢葡萄糖的能力。事实上,β受体阻滞剂切断了交感神经对所有表达β受体的组织器官的调控,包括肝脏、胰腺、肾脏、肾上腺皮质、髓质和心脏心房利尿钠肽细胞等。为了规避这些代谢"副作用",血管紧张素转化酶或血管紧张素 II 受体的抑制剂也在临床广泛使用,但这也会对血管、肾脏和大脑产生广泛的影响(图6.2)。

相似的场景在治疗其他诸如成瘾、肥胖和2型糖尿病等流行病时也经常出现。标准内稳态模型在任何时候都靶向最低水平(分子水平)的药物治疗。比如,曾经测试过用μ阿片受体拮抗剂来治疗暴饮暴食和肥胖,觉得能够阻断下丘脑深部的奖励环路从而降低食欲。[43] 相似的尝试也有用阿片拮抗剂纳曲酮复合多巴胺协同剂安非他酮。[44] 但同样的问题反复出现:我们经过**几十亿年**优化的控制系统的设计是基于多环路的,允许有效妥协,所以也必须针对大量代偿机制用药。

有个新的治疗糖尿病的药物,可以抑制肾脏特异的葡萄糖转运蛋白而使葡萄糖从尿液排出,这个简单和直接的原理使药物似乎特别耀眼。有评论声称:"SGLT2抑制剂通过制造糖尿,降低体重和体脂,将身体利用的物质从糖类转向脂肪甚至可能是酮类。因为SGLT2能重摄取钠离子和葡萄糖,所以SGLT2阻断剂会使钠离子从尿液中排出从而抵抗高血压。并且SGLT2……降低了肾脏对氧的需求,减轻了蛋白尿……"[45] 可以肯定的是,富含葡萄糖的尿液会增加尿路感染的可能,但没关系,我们有抗生素啊。我有个朋友在服用这个药,他同时还需要服用两个药物,一个提高胰岛素分泌水平,另一个是钙离子通道阻断剂,用于对付高血压。此外,为了抗血栓,还要加上他汀类药(胆固醇合成酶抑制剂)和抗凝药。

糖类和脂类代谢分子调控的新发现,不可避免地会引发对治疗糖尿病、心脏病和大量病理生理相关疾病的新靶点的遐想(图6.6)。比如发现了骨骼可以分泌一些影响糖代谢的激素,就提示"治疗、预防和预测2型糖尿病的又一个新靶点"。[46] 事实上,要预测2型糖尿病,你只要看看他们的腰围和饭量就行了。至于预防和治疗,他们也仅仅需要运动和节食。但是,"仅仅需要运动和节食"似乎远比"仅仅需要吃4片药"来得困难。不过,运动和减肥能让系统重回**真正健康**的状态(图6.7右下),而多种药物只能勉强**维持不健康**状态并导致系统响应范围持续缩减。

降低慢性兴奋和增加正向奖励预测误差多样性的系统治疗包含很多可能。有些治疗,比如运动,还是比较容易由个人控制的,你只要从床上滚下来,穿上跑鞋。这对心情、心血管健康和减少食欲的改善几乎是即刻的,收益还会随着锻炼持续增加。但有些系统治疗,比如节食,会抵御个体控制,因为他们剥夺了个人依赖的日常奖励,每天几次的多巴胺释放。而可见的体重下降带来的奖励,要等到至少几周甚至几个月以后才能出现。因此,没有运动和(或)其他奖励来源的节食常常是无效的。第七章将讨论社会水平的系统治疗。

谁得到什么

谁易成瘾、谁能戒断这个难题,必然有其基因成分,但从基因型完全相同小鼠的研究中能看到,经验也有很大作用。

当小鼠按动一个杠杆就能兴奋其多巴胺能神经元时,它们很快就会强迫性高频按压,就像按压杠杆可以获得可卡因一样。如果在三分之一的试次中随机给予足底痛刺激,40%的小鼠会放弃强迫行为,但60%的小鼠尽管疼痛还是坚持。当眶额叶皮层(负责作决定)到背侧纹状体(负责自主运动)的环路被抑制时,坚持的小鼠也放弃了奖励。相反,当以刺激增强这个环路时,原来放弃的动物会变成坚持。最初反应的差别似乎可以通过生活经验在眶额叶复杂环路中已经造成的差别来解释。因为奖励机制是非常保守的,所以难戒断的成瘾者和可戒断的成瘾者之间并非一定有遗传差别,也可能有来自不同生活经验塑造的眶额叶环路的差别。[47]

在"健康"这件事上,个体差别层出不穷。不是每个被限制在教室里的小孩都会得ADHD,也不是每个慢性应激的成人都会得高血压,也不是每个胖子都会得2型糖尿病,等等。基因差异会造成关键代谢环路和关键神经环路与生俱来的差异,而这些环路,正像刚刚提到的,还会受到经验的深刻影响。然而,几乎每个处于慢性应激和奖励种类缩减的人都会得点什么。所以我们应该理解,在无法改变我们抽到的基因之外,健康依赖于所有人生活经验的改善。但是极端差异是怎么来的,我们又如何解释这些差异?

布拉德利(Shawn Bradly)有7.5英尺高*,离美国成年男性的平均身高4.2个标准差(图6.8)。大约80%的身高变化是遗传的,所以最初看到布拉德利先生时,我们的第一反应就是"哈,基因突变"。然而,身高决定依靠**很多**基因。在621个与高有关的基因和634个与矮有关的基因上,布拉德利先生是个杂合子,它们的综合效应基本相互抵消。但布

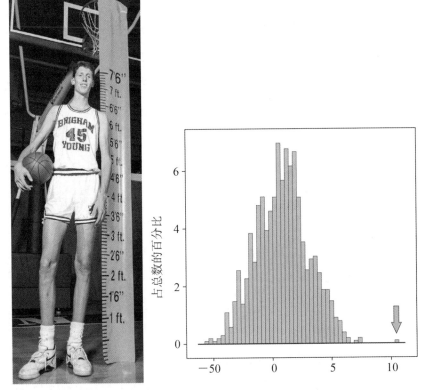

图6.8 布拉德利身高7.5英尺(2.29米),没有任何医学状况。这将他置于身高正常分布的尾端极远的位置(右图箭头所指)。布拉德利先在杨百翰大学篮球队打球,后来加入了美国篮球职业联盟(NBA)。

---

* 布拉德利是著名篮球运动员,曾在NBA效力多年,他身高2.29米,绰号"大竹竿"。——译者

拉德利先生在465个与高有关的基因上是纯合子,只在267个与矮有关的基因上是纯合子。所以布拉德利先生的身高主要因为他那多出的198个与高有关的基因。布拉德利先生是不寻常的,但没有什么"不正常"。[48]

　　人类设计的很多其他方面表现出明显的遗传,包括高血压、肥胖、酗酒、ADHD、孤独症、精神分裂症和双向障碍。对所有这些问题,最初的研究都会从寻找几个具有重大影响的基因开始,但全基因组研究正在揭示很多特征类性状,很多基因对其都有小的贡献,整个群体中存在广泛差别。每个性状的分布都是双尾的,有些个体必然会处于极端的位置。就像布拉德利先生的身高,确实不寻常,但不是真正的"失常"。这是理解人类不同的关键。

人类差异的挑战

　　我们物种的每个成员都只能得到体力、智力和情感套装中的一部分。这在大脑皮层留出空间,让有些环路能够通过练习而扩张。其余的环路只有得过且过的空间(图4.13)。人类设计将"特化"原则从亚细胞蛋白质多样性,扩展到了最高水平的神经环路和行为。受到文化巨大影响的大脑特化,不断扩大我们这个物种的计算容量,但每个个体都不完整,必须依赖其他个体来弥补自己欠缺的部分。我们设计的这个核心方面,**极端个性化和极端社会化的耦合**,使得我们作为一个物种如此出色,而代价是个体的痛苦。

　　我们为什么痛苦?我认为,因为我们的个体差异使我们彼此陌生,但是我们还必须要凝聚。有时我们希望配偶和孩子能在习惯、性格和品味上与我们相似,想象这可以减轻我们的生存孤独感。但生物学并不允许。每个孩子特有的天赋和缺陷的组合会造就一个"陌生人",即使在一个小小的"核心家庭"之内也会如此。所以总的来说,家庭并不能解决这个核心问题,有时还会通过批评家庭成员,或通过鞭策某个家庭成员去实现与其天赋和喜好相异的目标,使事情变得更糟。当我们不可避免地将自己与其他天赋、机遇不同的人做比较时,我们会有无法承受的羞耻感。

痛苦来自凝聚我们相互抵触的需求,这解释了为何艺术作为我们设计的一部分起源极早(第四章)。许多的绘画和雕塑,许多的歌曲和诗词,许多的故事和笑话,道尽了人类的痛苦。艺术将我们凝聚到一起,神圣地见证我们的痛苦。我们聚集到一起庆祝——在哥特式大教堂唱起B小调弥撒,在非洲裔美国人的教堂唱"众生放声歌颂",在爵士酒吧唱"圣路易蓝调",届时,眼眶湿润,冲突衰减,高潮迭起,血压下降。现在你可以用耳机听这些音乐,有些人也许更喜欢这样,但一般地说,团体背景会极大地增强情感体验。

承认相互之间内在的陌生感可能是有益的。我们也许应该将陌生感视为生物学奇迹而不去批判,例如容忍配偶的洁癖(或相反),或不听话的小孩对其内在呼声的注意。我们也许可以不要认为其他人的行为是令人不安的故意,而是更中性地将他人看作一个与自己不同的动物。你不会因为猫咪没有收拾好牛奶而生气,因为这不是猫咪的天性,你的配偶可能也一样。承认相互之间的陌生感可以开创包容甚至赞美它的可能。这个要求有点高,但可以将关系由忍受转化为欣赏,同时还能降低动脉压。

智人的个体陌生感也影响了社群及更大社会的结构。出于设计,我们中有些个体是同理心特别强的、特别利他的,[49]另一些则很冷漠甚至自恋到精神病态的程度。前者能成为疗愈者,而后者可能成为政治领袖。就像身高,同理心和精神病态很可能代表了某一性状分布的两端(图6.8)。但它们同样都属于我们的设计,对我们的生存可能有同样重要的贡献。[50]

处理差异造成的问题

美国精神医学学会《精神障碍诊断与统计手册》列出了297项精神"失常"。很多根本不是失常，而是一些让患者难以承受、让社群不便的**症状**集合。哪怕是具有良好定义的精神失常，比如精神分裂症、双向障碍和孤独症，也不像骨折或瘦素基因缺陷那样明确。相反，其症状是几乎连续、重叠的，几乎无法提供诊断不同疾病的支持。[51] 这使得诊断结果暧昧不明，比如"边缘型"精神分裂症和精神分裂症"谱系"。

更进一步，很多双向障碍相关的基因变异在精神分裂症和孤独症研究中也被鉴定出来。换句话说，就像定义这些"失调"所参考的症状相互重合，这些"失调"的相关基因也相互重合。精神分裂症的遗传性是80%，与身高相似。更重要的是，正如身高，数千个等位基因对精神分裂症状都有小的贡献，使专家得出以下结论："主要的精神疾病（可能受众多影响）……就像人类身高受到众多发育通路和代谢通路的影响一样。"[52] 诊断精神分裂症的症状集群显示，个体生命周期中有1%的发病风险，大概偏离平均值三个标准差。这个数据对精神病学提出了挑战：为什么布拉德利身高4.2个标准差的偏离只被认为是不寻常，而精神分裂症三个标准差的偏离就被认定是精神疾病或者精神"失常"？

当神经科学家扫描一个被诊断为精神分裂症的患者的大脑，他们会发现一些结构和活动与"正常"人不同。他们会把这些差别解释为大脑缺陷的证据，[53] 但这个逻辑是错误的。当有人处于精神分裂症性状谱的极端时，我们**预期**会在大脑看到证据，就像扫描布拉德利会显示很长的腿骨。

事实上，在西方化社会，当追踪人群从幼年到40多岁的精神状态，大多数人出现过可以被诊断为精神失常的症状，只有17%的人报告从未有过这些症状。[54] 这些少数个体持久的精神健康显然来自其"占优势的个性"及家族史,但并非幼年的特权、更好的健康状况或更高的智商。这些幸运的个体可能占据了精神健康分布的最高端。在分布上与他们最接近的人们,时不时会报告一些症状,越往分布的尾端报告越多,最尾端被一些常年受困扰、被诊断为精神失常的个体占据。这与很多认为精神失常应该被看作多基因性状的极端情况的假设一致。

如果是这样,那对一个没有损坏的环路,不会有简单的药物解决方案。[55] 我们可以明智地给予那些处于性状特征分布尾端的个体最好的环境。对于矮个子,我们也许可以提供更好的营养使其能够获得最大的身高。对于低智商,我们可以提供最好的教育和培训。而对于各种集群的精神症状,我们可以提供各种支持和包容。在某个阶段,我们确实这样做过。

早期精神病院被设计成治疗社区。1796 年,英国贵格会教徒图克(William Tuke)创办了约克休憩所。图克的休憩所激励创建了美国最早的精神病院,比如费城的宾夕法尼亚医院和马萨诸塞的伍斯特州立医院。这些机构提供"道德治疗",包括体力劳动的机会(农场工作)、亮堂的房间、好的食物、少量波特酒(饭后甜酒),以及各种主题像天文学和文学的讲座。唯一目的是增强患者的幸福感。[56] 19 世纪后期发表的详细随访研究表明,这些项目高度有效。后续目标类似的项目也一样,比如治疗第二次世界大战退役军人创伤后应激障碍的波士顿退役军人医院。[57]

这并不是说每个病人都被永久"治愈"了,恢复"正常"了。我们不应该指望那些在一个或几个行为谱和认知谱上偏离若干标准差的个体恢复"正常",也不应该将恢复正常作为目标。这些个体之所以受罪是因为他们处于某些分布的偏离位置,从某种意义上说,他们受罪是智人成为一个辉煌物种的代价。因此,最好的照顾和支持在一定程度上是我们亏欠他们的。

道德治疗后来怎么了

为什么这样的治疗社区不再是标准护理？第一，它们无法迅速扩大规模。当工业革命19世纪最初几年席卷马萨诸塞州后，精神失常的发病率陡然上升，伍斯特州立医院等机构应接不暇。医院并没有投资更多的类似机构，而是放弃了道德治疗，以"监护治疗"取而代之。监护治疗远非提升幸福感，于是加剧了病情恶化。道德治疗必需的技巧丢失了，到了20世纪30年代，美国的精神病院成了大仓库。

第二，脑叶切除术和其他形式的"精神手术"等新的物理治疗，许诺更快速廉价的治愈。[58] 医生们让自己确信，将那个对集中注意力、工作记忆、选择、判断、自我克制和社会交流等无比重要的脑区切断后，抑郁症和分裂症患者的病情能有所"改善"。到1949年，脑叶切除术获得诺贝尔奖时，千千万万的病人已经被切掉了脑叶而负面效应也越来越明显。但没关系，因为很快，最早的抗精神病药物就被引进并快速扩散。

这些药物，如氯丙嗪和氟哌啶醇，进一步减少了提供道德治疗的动力和技能。虽然精神病院被清空了，但提供"社区治疗"的意图不再持续。当下，许多可能道德治疗行之有效的市民，加入了衣衫褴褛的大军——我们的流浪者群体。更重要的是，这些药物在拮抗多巴胺受体的同时，会逐渐引起脑损伤，如迟发性运动障碍，一种即使停药后也会持续的运动失调。迟发性运动障碍，用了25年才得到精神病学专业的承认，但这最终使一名联邦法官在1979年裁定精神病患者有拒绝接受治疗的权利。[59]

结论

现代智人的健康受到慢性疾病的流行及难治的挑战。慢性病的病理也给了我们概念上的挑战。虽然每种情况都被广泛地定义为"疾病"、"失常"或"失调",但"患者"潜在的生物化学或神经环路实际上并未损坏。本章提出,慢性疾病的出现是因为大脑将高度优化的系统推出了其原本设计极限,这是可预测的后果。这些富含相互联结的系统都服从来自大脑的指令,从而适应。于是,基于将某个检验指标恢复到正常范围的药物治疗经常失败:大脑只需要通过替代路径就能实现其目标。当越来越多的路径被阻断,检验指标可能是正常了,但个体的功能却丧失了。

本章提出将健康看作最终的响应能力,提议最好在系统水平开展治疗。最后的总结和结论(第七章)将讨论这可能需要什么。

◆ 第七章

总结和结论

"莫非你吃了我吩咐你不可吃的那树上的果子吗?"那人说:"你所赐给我、与我同居的女人,她把那树上的果子给我,我就吃了。"神对女人说:"你作的是什么事呢?"女人说:"是那蛇引诱我,我就吃了。"

——《创世记》,第3章,10—13[1]

若干年前,我参加了一个教学会,评估我们团队给医学生讲授的神经生物学课。20分钟里,我没说话,一直在听,但我可能发出了一些叹息及类似抽动秽语综合征的表情,让我们尊贵的主席,一位神经病学兼神经化学的医学兼哲学博士越来越恼火。

"斯特林,你显然不同意,那**你**愿意教什么?"他大声说道。

我不同意的是我们教授如此多的神经细节,它们会因为不重要而很快被遗忘。我沮丧的是,我们在认定什么是重要的因此会被记住这方面如此漫不经心。我希望教授我理解的自然过程的**框架**及其在人身上的体现。重要的是**透视**,而这正是本书提供的。这并不是要取代《哈里森内科学》(*Harrison's Principles of Internal Medicine*)以及任何其他伟大的纲要,但如果你能花几晚阅读本书,可能会帮助你批判性地思考生物医学中的其他读物和实践。在此,我总结一些关键的要点并作一些宽泛的结论。

我们是一种动物

我们认为人类是一个经历了40亿年演化的动物物种。在一定程度上,我们是活化石,记录了连续的层次,每一个层次都展现了巨大的效率提升。古生物学揭示了灭绝,连续的地层记录了失败,而细胞生物学、生理学、神经科学和人类学在智人连续的层次上揭示了成功——记录了被保留下来的工作得很好的设计。以这个自下而上视角,一切非常清晰:每一个阶段都在盲目前进,内化更多信息直至某些资源极限;下一阶段则扩展了资源,但需要投资新层次的机制以有效控制。

有效控制的第一原理是:预测需求并"恰到好处、及时足够"地供给。这个原则为发育、修复和生殖最大化资源,也最小化了生物体所暴露的风险。紫外线是最早的风险之一,所以在早期细胞预测工具中有了蓝细菌的昼夜时钟,在日落后触发DNA合成以最小化辐射损伤。时钟可以促进有效代谢妥协:一个时期消耗能量(分解代谢),随后一个时期恢复(合成代谢)。动物中保存下来的时钟可以与大脑偶联,使行为服务于生物化学:分解代谢时觅食,合成代谢时睡觉。

智人的"钟控"大脑也同样在不同器官之间有效协调权衡。当一个器官暂时出让其他器官更急需的资源(燃料和氧气),整个超载容量下降,同样有利于生长和生殖。这个水平上的妥协,预置了猎摘人社群水平的交互共享。于是,每个器官、整个动物直至一个社群,都可以被预测,然后匹配协调的妥协权衡。用于预测控制最老的脑区是下丘脑,但很快来自其他脑区的广泛计算使其受益。对此,卡彭特(R. H. S. Carpenter)说得很好:

> 我们可以认为,整个大脑将更好地预测接下来会发生什么、某个行动相比于其他行动可能带来什么后果,作为帮助下丘脑工作得更好的一个途径。[2]

30多年前,艾尔和我,为了更清晰地指明这个调控设计——来自大脑**预防**误差的**前馈**控制,选择了一个新的概念:应变稳态。卡彭特并不同意,表示坎农早在1932年就以"嵌套稳态"讨论过这点。也许确实如此,但我在美国医学院50年的教学经历中,从来没有听说过这个表述。稳态永远意味着修正误差的反馈控制。更重要的是,这个定义依然在宾夕法尼亚大学的医学课程中占主导地位。因此,区分两个类似的控制,一个熟悉的,一个仍不熟悉的,似乎是有帮助的。卡彭特和我对预测调控的重要性以及大脑对实现预测调控的重要性都完全没有异议。[3]

驱动预测行为和学习的奖励系统

我们需要一个系统,驱使动物在关键资源耗尽**之前**就开始搜寻资源并以恰当的量摄入。我们始两侧对称虫祖先(蠕虫)用一个奖励环路解决了这个问题。下丘脑神经元监测动物的内部状态以及外部机会和风险,早在内部储存耗尽之前就启动搜索。任何可以让收益好于预期的行为都会诱导一个脉冲的多巴胺,让动物"感觉良好",也就是"满足"。当然我们无法知晓蠕虫的感受,但其行为确实给了我们这样的印象。这个环路(使用同样的化学分子),在果蝇和我们的大脑中都起作用。所以说,这种奖励环路被保存了5亿多年。

除了在及时做正确的事情时释放一个脉冲的多巴胺之外,这个环路还易化了学习。引起多巴胺脉冲释放的行为会被记住,所以可以重复。于是,小的成功会促使生长新的神经环路并逐渐重塑大脑。我练故我成。

这样的大脑重塑对智人有特殊的重要性,因为我们皮层的多样性不同寻常。当我们的大脑演化到其最大容量之后,又通过特化脑区、分隔并沟通不同半球继续扩张计算容量,并通过更进一步特化不同个体的大脑、投资分享知识的神经机制,进一步拓展计算容量。当不同个体训练其特定的天赋,他们的大脑变得更加不同,而他们的行为变得更加彼此陌生。因此,智人又投资了额外的神经机制,以鼓励陌生人之间的凝聚。[4] 所以我们的大脑天生具有艺术能力,以及本书称为"神圣实践"的能力。

无休止运动中的人

智人的设计包含着一个深刻和无休止的好奇,有点像物种水平的多动症。大约15万年前在非洲出现后,我们占据了这片广袤的土地,又在大约10万年前,住到了非洲最南端的布隆伯斯洞穴。6万年前,一些智人群体开始向北迁徙,4万年前他们已经深入北极圈。到达亚洲以后,一些群体向南部迁移,经过印度尼西亚群岛,建造船只,并在4万年前行驶到新几内亚和澳大利亚。另一波移民潮将智人送过白令海峡在美洲生活,其中三个群体直到一万年前到达好望角才停下脚步。

我们能够成功地在整个地球环境中居住下来,依赖的是可以放大个体天赋的社会凝聚。通过艺术实现社会凝聚的需求在每片大陆都非常清晰。我们在岩洞石壁上作画,就像当代艺术家在地铁隧道里到处涂鸦。在许多地点,我们留下了乐器例如骨笛,以及用石头雕出的情色雕塑。当代人类迁移被广泛认为是对某些绝望环境的冒险的逃避行为,但因为这种行为从我们这个物种出现就开始了,而且从未停止,所以这个行为明显属于我们的生物学设计。承认我们是一个"入侵"物种,可能对大家都好。

我们对凝聚的需求可能可以解释,为何一个小群体脱离了大群后会快速发明新的神圣实践。不论一个群体定居在哪里,几代人之后,他们就会因为需要凝聚而宣称这是我们"父辈的土地",是"祖先的故乡"。然而,对一个不停迁移的物种,我们父辈的真正土地,实际上肯定在别处。虽然我们的设计要求借"源头"故事来建立凝聚，但我们现在如果能发明更少依赖于地域的故事可能更好。[4]无论我们怎么做，凝聚必须包含满足感。

满足感无法储存

肝脏和肌肉储存糖原，脂肪细胞储存油脂，骨骼储存钙，脾脏储存红细胞，当有需要时可以调用这些资源。但是将我们从一个活动移至另一个活动并维持好心情的满足感脉冲，却无法储存。为服务不同的行为和学习，引发满足感脉冲的多巴胺脉冲必须是非常短暂的，而且多巴胺会被转运蛋白快速从突触间隙中移除，使神经元准备感受下一个奖励。不论一顿佳肴或一次艳遇多么美妙，愉悦感都会很快消退，这是设计好的。

我们这个物种自起源以来，就通过狩猎和采摘生活。在一整天内，这些活动提供了小额奖励及随之而来的频繁的满足感脉冲。猎摘活动需要付出努力，但努力本身可以提升满足感。[5]当然会有不适——太冷、太热、太湿，但从不适中**解脱**，也是一种满足。我们现在可以从功能磁共振成像上看到，当我们对等交换资源时，**给予**和**获得**都能激活皮层奖励区域。精通狩猎和采摘的技术需要几十年的学习，每一点进步都会释放一个满足感脉冲。采摘技术在中年达到巅峰，而且衰减比较缓慢。因此采摘人直到60岁或70岁还能持续为家庭和社群作贡献，也由此获得持续的小满足感。

智人如何失去了充满小满足感的生活[6]

在12 000年前气候变暖并稳定后，定居并更高强度地利用当地资源成为可能，全球出现的研磨植物的石器证明了这点。一些智人群体停止了持续5万年的奇幻旅程住了下来，定居生活开启了许多变化。

首先,每当一个群体更高强度开发一个地区时,他们开始扩张并驱赶其他以较低强度使用该地区的群体。其次,更大的努力降低了资源的波动,因此共享变得不那么具有吸引力,而保证经济优势变得更有吸引力了。于是,智人在其漫长移民时期的特征——人人平等,开始退化。

随着农业及其带来的剩余,出现了物理记录数据的需求,也就是在黏土上书写。这个在活大脑之外储存无限信息的途径,在几千年内引发了理解诸如气体的压力和体积关系之类的问题,随后还发明了实用的蒸汽引擎。蒸汽引擎的出现——仅仅250年前——与英格兰和苏格兰为更高生产率清除传统农业用地及随后将农村的农民转化为城市的产业工人的时间几乎一致。一个结果是巨大的经济增长,转眼间带来了现代世界。

一个伴生的结果是,广泛的人类活动被限制成了设计上不需要太多技术和训练的简单"操作"。这个延续了几个世纪的趋势还在延续。虽然一小部分人群能找到更复杂的活动,但大多数人的活动越来越简单化,很快可以被机器人代替。演化出来需要应对身心挑战、终身学习、代际社交的人类,基本上被剥夺了日常必不可少的多巴胺脉冲。

因为多巴胺脉冲对人类健康就像维生素一样不可或缺,于是人们就会寻求一些其他活动,不需努力但能大量释放多巴胺,比如服用成瘾性药物、吃油腻食物、赌博、看色情片,等等。医学领域和生物医学机构寻求在技术上解决每个问题,但有很多理由怀疑他们成功的可能。更加理性的态度是开发新的途径,以恢复**每个人**日常生活的意义和挑战。

另一个工业和后现代生活的结果是慢性生理兴奋,导致心血管系统通过高血压适应。现代生活还大幅降低体育活动,更易造成体重增加、罹患糖尿病和心血管疾病。理性的解决方案应该是改变现代生活方式以降低兴奋。对美国而言,可以做的有:给每个人适当长度的带薪休假,提供全民医疗以减少慢性焦虑,为工薪家庭提供负担得起的儿童保育。这些事情都是国家资产完全可以负担的,也是欧洲国家建立了多年的,这可能在一定程度上为他们较低的慢性疾病和"绝望之死"的发生率作出了贡献(图5.2)。

该怪谁,该怪什么呢

本章开头的引文是关于第一个人类被追问为何无法控制天生的好奇心和探索的冲动。由于感到害怕和羞愧,他责怪他的伴侣,而她,同样感到害怕和羞愧,便责怪蛇。我在40岁出头第一次读到这段文字时震惊了,立即认识到自己的恐惧和羞愧——对我婚姻的崩溃以及通过责怪他人以逃避这些感情的努力。

这段文字帮助了我,当我做了几次深呼吸后,因为它阐明了一点:责怪永远不会减少害怕和羞愧。这段文字,发生在上帝创造人之后不久,也提示好奇、不顺从和推诿属于我们的人类内核。突然间,我感觉到了自己从属于这个存在链。

在我成长过程中,我无法记起任何大人认错并请求原谅的例子。我的家庭赞美免受压迫的自由和人人平等,我们把所有人类的问题归罪于资本主义及其使人贪婪和残忍的系统。我们的信念被邻近社群将一切问题归罪于共产主义者(我的家庭和朋友)的做法进一步强化。这个长期的智力和情感的僵局,一直持续到我看到《创世记》中这个惊人的段落。自此,我开始努力理解人类:虽然其内在本质给自己、他人及环境制造的问题既恢宏也可怕,但这不是任何人的过错。

本书指出了很多困境:药物成瘾、肥胖、高血压、2型糖尿病及气候变化。批评了把这些问题仅仅当作技术问题来解决的努力,就像接听汽车问题电话的马廖齐兄弟的做法。本书也批评了儿童教育,以及用药物治疗因为学校系统造成的儿童问题。本书还批评了将个人精神痛苦视为"失调"的观点,以及主要用药物进行治疗的措施。有些读者可能会把这些担忧的表达解读为责怪,责怪医生、教师、心理医生和资本家,但这毫无意义,也不是我的意图。

我只是认为,智人是一种动物,自然选择的产物;动物没有内在责任,只是按照它的基因和环境(包括它的文化)行事。所以,当事情出错时,责怪毫无意义,不合逻辑。唯一的问题是,我们可以做点什么?

我的指导原则是**在最高水平干预**。但眼下,低水平的技术治疗已占据主导地位很长时间,可以提供帮助的专业人员失去了在更高水平进行干预的必要技术。医疗行业主要基于药物治疗并不是医生的错,但我们教大一医学生催眠如何?催眠就是一种深入观察人的心理并与之间接对话的方法。这并不是要取代药物治疗,而是要开始重新建立人际联系技术,始于埃里克森(Milton H. Erickson)的工作。[7]

这并不是精神科医生的错。目前存在的理念就是,心智痛苦是可以用药物治疗的疾病。但如果可以重新开始道德治疗模型,只需要巨大的国家资源的一小部分就能负担得起。

这并不是教师的错。每间教室的30多个孩子里总有些无法适应禁闭和长时间集中注意力的要求。但我们可以减小班级规模、混合年龄、鼓励自主学习,等等。我们可以给体育教育更多时间,并使其成为真正的"教育":重点在于教授全生命周期可以参与的运动,而不是使其成为另一个更有运动天赋的孩子让没什么运动天赋的孩子灰心的机会。

不需要那么多二氧化碳也能降低不公

工业系统提供了如此舒适的生活,只要体验过的人极少会自愿回到最低二氧化碳排放的俭朴生活。然而,在富裕国家之间,二氧化碳排放量有5倍的差别。在此范围内,预期寿命差别很小。显然,最高排放者可以将二氧化碳排放降低至五分之一仍然能活得很好。[8]

即使在经济繁荣时期,人类苦难分布也不平均,并且每个个体根据其在相对收入分布曲线上所处位置不同,感受也不同。收入越低群体死亡率越高,预期寿命越短,患精神疾病和吸毒比例越高,入狱率也越高,不论是比较不同国家还是美国不同的州,结果均是如此。收入差异对肥胖的影响已经讨论过(图6.5)。有些观察者无视这些差别,坚称启蒙运动以来,所有事情都改善了。[9]然而,因不公而遭受痛苦联系着我们作为灵长类的过去,也联系着我们作为一个平等主义物种的起源。

卷尾猴,中美洲脑体比例很高的物种,总是密切注意群体内其他成员赢得的奖励。如果自己的报酬较低,它们会工作得较少。当报酬少到一定程度,它们会觉得太不公平而不愿继续。[10]其他高度合作的灵长类物种也有这种对不公的敏感性。[11]早期智人依赖分享,他们会对邻居们的公平待遇高度敏感,对不公高度警觉。我们竭尽全力"赶上别人",因为这是我们的遗传。

当我们被公平对待,同时待邻如己时,我们感觉良好。脑成像研究表明,公平交易的双方都有多巴胺奖励,见证慷慨交易的也有奖励,但比自己行慷慨事少些。这是"给予比接受更好"口号的神经生物学证据。简而言之,社会原则比如公平,早期就出现在我们社会环路中(图4.8)。最近神经经济学研究也表明,绝对财富不如不公程度重要(不患寡而患不均)。[12]

二氧化碳产生的所有原因就是永不停歇的消费欲:汽车,肉食,药物,旅行,等等(第五章)。[13]经济学家和政治家说:不发展,毋宁死。但现在似乎更可能的是"发展也是死"。鉴于有些国家二氧化碳排放低五分之四还能有更好的社会健康和个体健康,我们需要做到的只是降低不公程度。

这并不是要求最顶层的人给最底层的人付费而变穷,也不是要回到原始的人人平等,这只是意味着将事物带到更接近我们大脑合作共赢的原始设计的状态。说得更清楚些：赶不上别人，我们就感觉不好，这是我们的动物天性，但当我们试图用各种消费缓解这种感觉，就总会导致我们成瘾——想要更多。

我们不用感觉如此糟糕

想象我们能够回到迁徙智人的生活是荒诞的，但说真的，每当我看完一本马西森（Peter Matthiessen）的书，我家小孩就觉得我们家庭在往这个方向演进。[14] 对有些人，包括我本人而言，人人平等的采摘生活有强烈的吸引力。这个冲动在我们心中持续郁积，偶尔会爆发。如果这是一个定量的表型，我可能会偏离平均值几个标准差，但这也暗示了所有人在一定程度上都有这个渴望。我们可以重新安排现代生活的很多方面以承认这样的需求，并试图直接并持续地满足它们。

与其仅仅通过毅力、阿片类药物和多巴胺拮抗剂治疗成瘾，我们不如开发一些活动，建立一些关系以释放不可或缺的奖励脉冲。每个人都不同，但我们共享着继承自早期智人的最广泛的关键要素。我们了解到，现存采摘人具有较好的健康状况，包括较好的心血管健康、没有肥胖和糖尿病等，与他们不停运动高度相关。从当代的研究中我们同样了解到，运动对认知健康和情感健康、对缓解精神分裂症的症状，[15] 以及对重组下丘脑进食环路，都极为重要。[16]

所以我们应该通过教育我们的年轻人，不要只为了"谋生"，而是要从事可以终其一生持续成长的有趣、有意义、对社会真正有影响的活动。我们为什么45岁就要过时呢？此时我们的额叶皮层和颞叶皮层才刚刚成熟（图4.11）。这其实只需要我们重新定位我们的思想，鼓励45岁后继续作贡献。如果我们可以建立富含小的正向惊喜的生活，我们就不太需要富含药物的生活了。

我们多快可以改变

曾经有过一段时期,在几十年内社会威胁就通过相对快速、相对平和的改变得以解决。以下是一个例子,我们也许可以从中获得希望和勇气。

1944 年 8 月,D-Day 后的两个月。费城的一万名白人运输工人举行罢工,抗议训练几名非洲裔工人驾驶巴士或小车,而不是从事一些低端的工作。整个城市瘫痪了,影响了重要的战时物资生产。当时的罗斯福(Franklin Roosevelt)总统国有化了运输系统,他派了 5000 名军人去管理,并命令罢工人员如不复工就要入伍。因此费城运输系统一夜之间恢复了秩序,没有任何骚乱。4 年后的 1948 年 7 月,杜鲁门(Harry Truman)总统通过行政命令,废除了美国军队的种族歧视,在军队的学校、基地和医院解除了种族隔离。最后一个全黑人单元在 1954 年 9 月解散,这离费城事件仅仅 10 年。

就在之后的一年,1955 年,发生了民权运动的标志性事件——蒙哥马利巴士抵制运动,这最终使最高法院于 1956 年决定废除公共汽车上的种族隔离。之后,1960 年的午餐柜台静坐和 1961 年的自由乘车,成功使得公共设施和交通去隔离。再之后是 1964 年的自由之夏,民权运动最终在当年的《民权法》(Civil Rights Act)和 1965 年的《选举权法》(Voting Rights Act)颁布中达到高潮。这两项立法都是约翰逊(Lyndon Johnson)总统颁布的,而他是个得克萨斯人。当然其间有过烈士,但比大家想象的要少。当然消除种族歧视的工作还远未结束,比如直到 1966 年,非裔美国人在克利夫兰依然被隔离(见前言),但持续了 350 年的奴隶制种族隔离、私刑和工作歧视模式,在 1944—1964 年的 20 年中发生了翻天覆地的变化。

我们现在需要对我们的资源使用、儿童教育的目标以及在物质丰富的情况下开发有意义的活动等作出更加根本性的改变。想作出这些改变，我们需要像改变民权一样快甚至更快。否则，我担心智人会和很多已经灭绝的物种一样，变成化石记录。

图片来源

引言

图 0.1 "Toxic Encephalopathies Ⅰ: Cortical and Mixed Encephalopathies", by Tracy J. Eicher, 2009, in Michael R. Dobbs (Ed.), *Clinical Neurotoxicology*, 经 Elsevier 许可使用

图 0.2 Etching by Gustave Doré(1861)

图 0.3 https://en.wikipedia.org/wiki/Cueva_de_las_Manos

图 0.4 "Allostasis: A Model of Predictive Regulation", by P. Sterling, 2012, *Physiology & Behavior*, 106, 5–15, 经 Elsevier 许可使用

第一章

图 1.1 来自 J. E. Walker Nobel Lecture (1997), ATP synthesis by rotary catalysis。也来自 "Cryoelectron Microscopy of *Escherichia coli* F₁ Adenosine Triphosphatase Decorated with Monoclonal Antibodies to Individual Subunits of the Complex", by E. P. Gogol, R. Aggeler, M. Sagerman, and R. A. Capaldi, 1989, *Biochemistry*, 28, 4717–4724, 经© 1989 American Chemical Society 许可使用

图 1.2 *Molecular Biology of the Cell* (4th ed.), by B. Alberts, A. Johnson, J. Lewis, M. Raff, K. Roberts, and P. Walter, 2002. New York: Garland Science. http://www.ncbi.nlm.nih.gov/books/NBK26894

图 1.3 修改自"Electron Microscopy of *Paramecium* (Ciliata)", in *Methods in Cell Biology: Vol. 96, Electron Microscopy of Model Systems* (chapter 7, pp. 143–173), by K. Hausmann and R. D. Allen, 2010, 经 Elsevier 许可使用

图 1.4 https://en.wikipedia.org/wiki/Enzyme#/media/File:Enzyme_structure.svg

图 1.5 "Assembly of the Membrane Domain of ATP Synthase in Human Mitochondria", by J. He, H. C. Ford, J. Carroll, C. Douglas, E. Gonzales, S. Ding, I. M. Fearnley, and J. E. Walker, 2018, *Proceedings of the National Academy of Sciences of the United States of America*, 20, no. 115, 2988–2993

图 1.6 "An Electronic Bus Bar Lies in the Core of Cytochrome bc1", by M. Świerczek, E. Cieluch, M. Sarewicz, A. Borek, C. C. Moser, P. L. Dutton, and A. Osyczka, 2010, *Science*, 329, 451–454, 经美国科学促进会许可使用

第二章

图 2.1 "The Evolution of Cell Types in Animals: Emerging Principles from Molecular Studies", by D. Arendt, 2008, *Nature Reviews. Genetics*, 9, 868–882, 经许可使用

图 2.2 "Animal Phylogeny and Its Evolutionary Implications", by C. W. Dunn, G. Giribet, G. D. Edgecombe, and A. Hejnol, 2014, *Annual Review of Ecology, Evolution, and Systematics*, 45, 371–395. 下载自 https://upload.wikimedia.org/wikipedia/commons/b/b0/Signal_transduction_pathways.svg. By cybertory。该文件来源于 Signal transduction v1. png, CC BY - SA 3.0, https://commons. wikimedia. org/w/index. php? curid= 12081090

图 2.3 "The Origin and Evolution of Cell Types", by D. Arendt, J. M. Musser, C. V. H. Baker, A. Bergman, C. Cepko, D. H. Erwin, ... G. P. Wagner, 2016, *Nature Reviews. Genetics*, 17, 745–757, 经许可使用

图 2.4 Nicholas Dray 提供

图 2.5 修改自 "Whole-Organism Cellular Gene-Expression Atlas Reveals Conserved Cell Types in the Ventral Nerve Cord of *Platynereis dumerilii*", by H. M. Vergara, P. Y. Bertucci, P. Hantz, M. A. Tosches, K. Achim, P. Vopalensky, and D. Arendt, 2017, *Proceedings of the National Academy of Sciences of the United States of America*, 14, 5878–5885

图 2.6 修改自 "The Evolution of Nervous System Centralization", by D. Arendt, A. S. Denes, G. Jékely, and K. Tessmar-Raible, 2008, *Philosophical Transactions of the Royal Society of London. Series B, Biological Sciences*, 363, 1523–1528

图 2.7 修改自 "Mitochondrial Flashes Regulate ATP Homeostasis in the Heart", by X. Wang, X. Zhang, D. Wu, Z. Huang, T. Hou, C. Jian, ... H. Cheng, 2017, *eLife*, 6, e23908

图 2.8 修改自 *Principles of Neural Design*, by P. Sterling and S. Laughlin, 2015, Cambridge, MA: MIT Press

第三章

图 3.1 修改自 "Measuring Energy Metabolism in the Mouse—Theoretical, Practical, and Analytical Considerations", by J. R. Speakman, 2013, *Frontiers in Physiology*, 4, 34

图 3.2 修改自 "Temperature Dependence of Mammalian Muscle Contractions and ATPase Activities", by R. B. Stein, T. Gordon, and J. Shriver, 1982, *Biophysical Journal*, 40, 97–107; "Light Responses and Light Adaptation in Rat Retinal Rods at Different Temperatures", by S. Nymark, H. Heikkinen, C. Haldin, K. Donner, and A. Koskelainen, 2005, *The Journal of Physiology*, 567(Pt. 3), 923–938; "The Effect of Temperature on the Synaptic Delay at the Neuromuscular Junction", by B. Katz and R. Miledi, 1965, *The Journal of Physiology*, 181, 656–670

图 3.3　左图引自 "Surface Area of the Digestive Tract—Revisited", by H. F. Helander and L. Fändriks, 2014, *Scandinavian Journal of Gastroenterology*, 49, 681–689, 经 Taylor & Francis Ltd. 许可使用；右图来自 https://www.dreamstime.com/brush-border-microvilli-transmission-electron-microscope-t

图 3.4　修改自 "The Expensive-Tissue Hypothesis: The Brain and the Digestive System in Human and Primate Evolution", by L. C. Aiello and P. Wheeler, 1995, *Current Anthropology*, 36, 199–221

图 3.5　修改自 "Brown Adipose Tissue Thermogenesis, the Basic Rest-Activity Cycle, Meal Initiation, and Bodily Homeostasis in Rats", by W. Blessing, M. Mohammed, and Y. Ootsuka, 2013, *Physiology & Behavior*, 121, 61–69

图 3.6　修改自 *Symmorphosis: On Form and Function in Shaping Life*, by E. R. Weibel, 2000, Cambridge, MA: Harvard University Press

图 3.7　数据来自 *Symmorphosis: On Form and Function in Shaping Life*, by E. R. Weibel, 2000, Cambridge, MA: Harvard University Press。引自 *Principles of Neural Design*, by P. Sterling and S. Laughlin, 2015, Cambridge, MA: MIT Press

图 3.8　右图修改自 *Principles of Neural Design*, by P. Sterling and S. Laughlin, 2015, Cambridge, MA: MIT Press

图 3.9　修改自 "How Retinal Circuits Optimize the Transfer of Visual Information", by P. Sterling, in L. Chalupa and J. S. Werner (Eds.), *The Visual Neurosciences* (pp. 234–259), 2004, Cambridge, MA: MIT Press; after "A Simple Coding Procedure Enhances a Neuron's Information Capacity," by S. Laughlin, 1981, *Zeitschrift für Naturforschung C*, 36, no. 9–10, 910–912

图 3.10　修改自 "Bidirectional Anticipation of Future Osmotic Challenges by Vasopressin Neurons", by Y. Mandelblat-Cerf, A. Kim, C. R. Burgess, S. Subramanian, B. A. Tannous, B. B. Lowell, and M. L. Andermann, 2017, *Neuron*, 93, 57–65

第四章

图 4.1　http://brainmaps.org/ajaxviewer.php?datid=62&sname=086&vX=-47.5&vY=-22.0545&vT=1. © The Regents of the University of California, Davis campus, 2014

图 4.2　修改自 *Principles of Neural Design*, by P. Sterling and S. Laughlin, 2015, Cambridge, MA: MIT Press; after "Why Do Axons Differ in Caliber?", by Janos A. Perge, Jeremy E. Niven, Enrico Mugnaini, Vijay Balasubramanian, and Peter Sterling, 2012, *The Journal of Neuroscience*, 32, 626–638

图 4.3　修改自 "Why Do Axons Differ in Caliber?", by Janos A. Perge, Jeremy E. Niven, Enrico Mugnaini, Vijay Balasubramanian, and Peter Sterling, 2012, *The Journal of Neuroscience*, 32, 626–638, 经许可使用

图 4.5　修改自 "Evolution of Hearing and Language in Fossil Hominins", by R. M. Quam, I. Martínez, M. Rosa, and J. L. Arsuaga, in R. Quam, M. Ramsier, R. R. Fay, and A. N. Popper（Eds.）, *Springer Handbook of Auditory Research: Vol. 63. Primate Hearing and Communication*（pp. 201–231）, 2017, Cham, Switzerland: Springer International

图4.6　左上图引自 "Spatiochromatic Interactions between Individual Cone Photoreceptors in the Human Retina", by W. S. Tuten, W. M. Harmening, R. Sabesan, A. Roorda, and L. C. Sincich, 2017, *The Journal of Neuroscience*, 37, 9498–9509,经许可使用；下图修改自 *The Retina*, by S. L. Polyak, 1941, Chicago, IL: University of Chicago Press。更多细节见：chapter 11 in *Principles of Neural Design*, by P. Sterling and S. Laughlin, 2015, Cambridge, MA: MIT Press

图4.7　引自 "Complete Pattern of Ocular Dominance Columns in Human Primary Visual Cortex", by D. L. Adams, L. C. Sincich, and J. C. Horton, 2007, *The Journal of Neuroscience*, 27, 10391–10403,经许可使用

图4.8　左图引自 "Two Areas for Familiar Face Recognition in the Primate Brain", by S. M. Landi and W. A. Freiwald, 2017, *Science*, 357, 591–595,以及 "Functional Networks for Social Communication in the Macaque Monkey," by S. V. Shepherd and W. A. Freiwald, 2018, *Neuron*, 99, 413–420,经 Elsevier 许可使用

图4.9　经许可,修改并重制自 "Evolution of the Human Brain: When Bigger Is Better", by M. A. Hofman, 2014, *Frontiers in Neuroanatomy*, 8, Article 15, 1–12

图4.10　修改自 "The Emergence of Humans: The Coevolution of Intelligence and Longevity with Intergenerational Transfers", by H. Kaplan and A. J. Robson, 2002, *Proceedings of the National Academy of Sciences of the United States of America*, 99, 10221–10226

图4.11　修改自 "Lifespan Maturation and Degeneration of Human Brain White Matter", by J. D. Yeatman, B. A. Wandell, and A. A. Mezer, 2014, *Nature Communications*, 5, 4932

图4.12　修改自 "The Emergence of Humans: The Coevolution of Intelligence and Longevity with Intergenerational Transfers", by H. Kaplan and A. J. Robson, 2002, *Proceedings of the National Academy of Sciences of the United States of America*, 99, 10221–10226

图4.13　引自 "Parcellating Cerebral Cortex: How Invasive Animal Studies Inform Noninvasive Mapmaking in Humans", by D. C. Van Essen and M. F. Glasser, 2018, *Neuron*, 99, 640–663,经许可使用

图4.14　引自 "Pleistocene Cave Art from Sulawesi, Indonesia", by M. Aubert, A. Brumm, M. Ramli, T. Sutikna, E. W. Saptomo, B. Hakim, ... A. Dosseto, 2014, *Nature*, 514, 223–227; José-Manuel Benito Álvarez // CC BY-SA 2.5.,经许可使用

图4.15　经德国考古研究所许可使用

第五章

图 5.1 修改自 "The Tsimane Health and Life History Project: Integrating Anthropology and Biomedicine", by M. Gurven, J. Stieglitz, B. Trumble, A. D. Blackwell, B. Beheim, H. Davis, ... H. Kaplan, 2017, *Evolutionary Anthropology*, 26, 54–73

图 5.2 修改自 "Mortality and Morbidity in the 21st Century", by A. Case and A. Deaton, 2017, *Brookings Papers on Economic Activity*, 397–476

图 5.3 修改自 "Mortality and Morbidity in the 21st Century", by A. Case and A. Deaton, 2017, *Brookings Papers on Economic Activity*, 397–476

图 5.4 修改自 "Reward Mechanisms in Obesity: New Insights and Future Directions", by P. J. Kenny, 2011, *Neuron*, 69, 664–679; 引自 *Principles of Neural Design*, by P. Sterling and S. Laughlin, 2015, Cambridge, MA: MIT Press

图 5.5 修改自 https://lanekenworthy.net/2012/05/31/why-the-surge-in-obesity

图 5.6 绘制自 *Mother Jones*—Mass Shootings Database, 1982–2018. https://docs.google.com/spreadsheets/d/1b9o6uDO18sLxBqPwl_Gh9bnhW-ev_dABH83M5Vb5L8o/edit#gid=0

图 5.7 左图来自 *Daily Hampshire Gazette*; in "Run, Hide, or Fight", by D. Christensen, July 1–2, 2017, 经授权许可使用

图 5.10 *Sustainable Energy: Without the Hot Air*, by David J. C. MacKay, 2008, Cambridge: UIT Cambridge, 经许可使用。亦可来自 http://www.withouthotair.com

第六章

图 6.1 压力记录重绘自 "Direct Arterial Pressure Recording in Unrestricted Man", by A. T. Bevan, A. J. Honour, and F. H. Stott, 1969, *Clinical Science*, 36, 329–344。动脉横切面图修改自 "Circulatory Control and the Supercontrollers", by P. I. Korner, 1995, *Journal of Hypertension*, 13, 1508–1521

图 6.3 修改自 "Motor, Cognitive, and Affective Areas of the Cerebral Cortex Influence the Adrenal Medulla", by R. P. Dum, D. J. Levinthal, and P. L. Strick, 2016, *Proceedings of the National Academy of Sciences of the United States of America*, 113, 9922–9927, 经许可使用

图 6.4 "Toward a Wiring Diagram Understanding of Appetite Control", by M. L. Andermann and B. B. Lowell, 2017, *Neuron*, 95, 757–778, 经 Elsevier 许可使用

图 6.5 修改自 *The Spirit Level*, by R. Wilkinson and and K. Pickett, 2010, New York: Bloomsbury Press

图 6.6 修改自 "Predictive Regulation and Human Design", by P. Sterling, 2018, *eLife*, 7, e3

图 6.7 修改自 "Allostasis: A Model of Predictive Regulation", by P. Sterling, 2012, *Physiology & Behavior*, 106, 5–15, 经 Elsevier 许可使用

图 6.8 照片来自 Mark A. Philbrick, BYU Photography

注 释

前言

1. Sterling, P. (2013). Some principles of retinal design: The Proctor Lecture. *Investigative Ophthalmology & Visual Science*, 54, 2267–2275.

2. Etheridge, E. (2018). *Breach of Peace*. New York: Atlas. Arsenault, R. (2006). *Freedom Riders: 1961 and the Struggle for Racial Justice*. Oxford: Oxford University Press.

3. Sterling, P., & Eyer, J. (1981). Biological basis of stress-related mortality. *Social Science & Medicine*, 15(Pt. E), 3–42.

4. Sterling, P., & Eyer, J. (1988). Allostasis: A new paradigm to explain arousal pathology. In S. Fisher & J. Reason (Eds.), *Handbook of life stress, cognition and health* (pp. 629–639). Chichester, UK: Wiley.

5. Carpenter, R. H. S. (2004). Homeostasis: A plea for a unified approach. *Advances in Physiology Education*, 28, 180–187.

6. Sterling, P. (2012). Allostasis: A model of predictive regulation. *Physiology & Behavior*, 106, 5–15.

7. Jauhar, S. (2016, August 6). When blood pressure is political. *The New York Times*. https://www.nytimes.com/2016/08/07/opinion/.../when-blood-pressure-is-political.html.

8. Ramsay, D. S., & Woods, S. C. (2016). Physiological regulation: How it really works. *Cell Metabolism*, 24, 361–364.

9. Sterling, P. (2004). How retinal circuits optimize the transfer of visual information. In L. Chalupa & J. S. Werner (Eds.), *The Visual Neurosciences* (pp. 234–259). Cambridge, MA: MIT Press.

10. Balasubramanian, V., & Sterling, P. (2009). Receptive fields and functional architecture in the retina. *The Journal of Physiology*, 587, 2753–2753.

11. Sterling, P., & Laughlin, S. (2015). *Principles of Neural Design*. Cambridge, MA: MIT Press.

引言

1. 这个故事见载于 "The Lost Mariner" in Sacks' (1985) book *The Man Who Mistook His Wife for A Hat*. New York: Summit Books。摄人心魄的广播版本可以在以下链接找到：http://transom.org/2002/robert-krulwich-why-love-radio。

2. 乳头体核包含大约15万个神经元，不到大脑神经元总数的百万分之一。Bernstein, H.-G., Klix, M., Dobrowolny, H., Brisch, R., Steiner, J., Bielau, H., ... Bogerts, B. (2012). A postmortem assessment of mammillary body volume, neuronal number and densities, and fornix volume in subjects with mood disorders. *European Archives of Psychiatry and Clinical Neuroscience*, 262, 637–646.

3. Maria Callas: https://www.youtube.com/watch?v=j8KL63r9Zcw.

4. 自然，我对这样的反应有点失望，毕竟他们是在我教室里。但回想起来，我发现我们的差别也只是抽签的结果。充满共情的好奇心，就像每个性状，在人群中有其分布。共情心较弱的学生并非患有"共情障碍"；尽管我的反应强烈，但我也没有"过度共情症"。我们只是处于分布曲线的两个相反的尾端。见第六章。

5. Bowling, D. L., Sundararajan, J., Han, S., & Purves, D. (2012). Expression of emotion in Eastern and Western music mirrors vocalization. *PloS One*, 7, e31942

Gill, K. Z., & Purves, D. (2009). A biological rationale for musical scales. *PloS One*, 4, e8144.

Savage, P. E., Brown, S., Sakai, E., & Currie, T. E. (2015). Statistical universals reveal the structures and functions of human music. *Proceedings of the National Academy of Sciences of the United States of America*, 112, 8087–8992.

6. Wallace, A. F. C. (1969). *The Death and Rebirth of the Seneca*. New York: Vintage. 对华莱士（Wallace）的简单描述，见 Sterling, P., & Eyer, J. (1981). Biological basis of stress-related mortality. *Social Science & Medicine*, 15 (Pt. E), 3–42。

7. Darwin, C. (1859). *On the Origin of Species by Means of Natural Selection, or the Preservation of Favored Races in The Struggle for Life*. London: John Murray.

8. Kirschner, M. W., & Gerhart, J. C. (2005). *The Plausibility of Life*. New Haven, CT: Yale University Press.

9. Wallace, D. C. (2013). Bioenergetics in human evolution and disease: Implications for the origins of biological complexity and the missing genetic variation of common diseases. *Philosophical Transactions of the Royal Society of London. Series B, Biological Sciences*, 368, 20120267. 这篇文章通过追踪线粒体基因组的变化，追踪了人类走出非洲及跨越所有大陆的迁徙路线。

10. Aiello, L. C., & Wheeler, P. (1995). The expensive-tissue hypothesis: The brain and the digestive system in human and primate evolution. *Current Anthropology*, 36, 199–221.

11. Boyd, R., & Silk, J. B. (2018). *How Humans Evolved* (8th ed.). New York: Norton.

12. Bettinger, R., Richerson, P., & Boyd, R. (2009). Constraints on the development of agriculture. *Current Anthropology*, 50, 627–631.

13. Dobzhansky, T. (1973). Nothing in biology makes sense except in the light of evolution. *The American Biology Teacher*, 35, 125–129.

14. 当然,每个生命体都展现一些变异,这是自然选择的基础。然而,一个狭小的生境对核心适应的变异没有优势。正如达尔文讨论过的,智人个体的变异是极大的。Darwin, C. (1871). *The Descent of Man, and Selection in Relation to Sex*. Princeton University Press edition. Introduction by J. Bonner and R. May.

See also Ayroles, J. F., Buchanan, S. M., O'Leary, C., Skutt-Kakaria, K., Grenier, J. K., Clark, A. G., ... de Bivort, B. L. (2015). Behavioral idiosyncrasy reveals genetic control of phenotypic variability. *Proceedings of the National Academy of Sciences of the United States of America*, 112, 6706–6711.

15. 请看歌德(Goethe)的评论:"没有什么比好日子的连续更难以承受的了。" Goethe, J. W. (1833). *Faust*.

16. Fraga, M. F., Ballestar, E., Paz, M. F., Ropero, S., Setien, F., Ballestar, M. L., ... Esteller, M. (2005). Epigenetic differences arise during the lifetime of monozygotic twins. *Proceedings of the National Academy of Sciences of the United States of America*, 102, 10604–10609.

17. McKay, D. J. C. (2009). Sustainable energy—Without the hot air. www.withouthotair.com.

18. Cooper, S. J. (2008). From Claude Bernard to Walter Cannon: Emergence of the concept of homeostasis. *Appetite*, 51, 419–427.

19. Cannon, W. B. (1932). *The Wisdom of the Body*. New York: Norton. Reprinted by Norton Library, 1963.

20. Gross, C. G. (1998). Claude Bernard and the constancy of the internal environment. *The Neuroscientist*, 4, 381–385.

21. Sterling, P. (2012). Allostasis: A model of predictive regulation. *Physiology & Behavior*, 106, 5–15; also chapter 3 in Sterling, P., & Laughlin, S. (2015). *Principles of Neural Design*. Cambridge, MA: MIT Press.

22. Loscalzo, J., Barabási, A.-L., & Silverman, E. K. (Eds.). (2017). *Network medicine: Complex Systems in Human Disease and Therapeutics*. Cambridge, MA: Harvard University Press. Gao, J., Barzel, B., & Barabási, A. L. (2016). Universal resilience patterns in complex networks. *Nature*, 530, 307–312.

23. Baffy, G., & Loscalzo, J. (2014). Complexity and network dynamics in physiological adaptation: An integrated view. *Physiology & Behavior*, 131, 49–56.

第一章

1. Nelson, P. (2014). *Biological physics: Energy, Information, Life*. New York: Freeman. Blum, H. F. (1951). *Time's Arrow and Evolution*. Princeton, NJ: Princeton University Press.

2. Wallace, D. C. (2013). Bioenergetics in human evolution and disease: Implications for the origins of biological complexity and the missing genetic variation of common

diseases. *Philosophical Transactions of the Royal Society of London. Series B, Biological Sciences*, 368, 20120267.

3. Henderson, L. J. (1913). *The Fitness of the Environment*. New York: McMillan.

4. Bray, D. (2009). *Wetware: A Computer in Every Living Cell*. New Haven, CT: Yale University Press.

5. Einstein, A. (1905). On the movement of small particles suspended in a stationary liquid demanded by the molecular‐kinetic theory of heat (in German). *Annalender Physik*, 322, 549–560.

6. Berg, H. (1993). *Random walks in biology*. Princeton, NJ: Princeton University Press.

7. Astumian, R. D. (2007). Design principles for Brownian molecular machines: How to swim in molasses and walk in a hurricane. *Physical Chemistry Chemical Physics*, 9, 5067–5083.

8. Astumian, R. D. (1997). Thermodynamics and kinetics of a Brownian motor. *Science*, 276, 917–922.

9. Astumian, R. D. (2015). Irrelevance of the power stroke for the directionality, stopping force, and optimal efficiency of chemically driven molecular machines. *Biophysical Journal*, 108, 291–303.

10. Motlagh, H. N., Wrab, J. O., Li, J., & Hilser, V. J. (2014). The ensemble nature of allostery. *Nature*, 508, 331–339.

11. 同注释8。

12. 同注释9。

13. 同注释10。

14. 同注释9。

15. Lane, N. (2014). Bioenergetic constraints on evolution of complex life. *Cold Spring Harbor Perspectives in Biology*, 6, a015982. 这篇文章记录了以下几段总结的材料。

16. Plattnera, H., & Verkhratsky, A. (2018). The remembrance of the things past: Conserved signalling pathways link protozoa to mammalian nervous system. *Cell Calcium*, 73, 25–39.

17. Purcell, E. M. (1977). Life at low Reynolds number. *American Journal of Physics*, 45, 3–11.

18. Noor, E., Eden, E., Milo, R., & Alon, U. (2010). Central carbon metabolism as a minimal biochemical walk between precursors for biomass and energy. *Molecular Cell*, 39, 809–820.

19. 有一篇著名的对生物学"最优化"的批判文章,距今已有40年,标题令人难忘:"圣马可拱肩和潘格洛斯范式——对适应主义的批判"(The spandrels of San Marco and the Panglossian paradigm: A critique of the adaptationist programme)。

Gould, S. J., & Lewontin, R. C. (1979). *Proceedings of the Royal Society of London. Series B, Biological Sciences*, 205, 581–598.

20. Alexander, R. M. (1996). *Optima for animals*. Princeton, NJ: Princeton University Press; also Diamond, J. (1993). Evolutionary physiology. In C. A. R. Boyd & D. Noble (Eds.), *Logic of Life: The Challenge of Integrative Physiology*. Oxford: Oxford University Press.

21. 为急于表达对最优假设的鄙视,批评者就像黑手党跳上人行道一样抛出问题:那阑尾呢? 似乎没有什么功能,但也保留下来还让我们生病。这里的最优是什么? 还有眼睛,似乎设计反了,光感受器是背对着光的,于是光子需要穿过视网膜的所有神经层才能到达感受器。糟糕的设计。

但现在看来,阑尾确实有功能——提供我们肠道微生物的关键备份库,当某些毒素清除了肠道内的主要微生物群,它可助恢复。Bollinger, R. R., Barbas, A. S., Bush, E. L., Lin, S. S., & Parker, W. (2007). Biofilms in the large bowel suggest an apparent function of the human vermiform appendix. *Journal of Theoretical Biology*, 249, 826–831.

光感受器背对着光也有很好的原因:这样它们才能埋在高度血管化的蛛网膜层内,这是视网膜氧气的主要来源。光感受器需要比整个视网膜神经环路更多的氧气,从这个第一接触点,它们可以跨越视网膜控制能量代谢。 Kanow, M. A., Giarmarco, M. M., Jankowski, C. S., Tsantilas, K., Engel, A. L., Du, J., ... Hurley, J. B. (2017). Biochemical adaptations of the retina and retinal pigment epithelium support a metabolic ecosystem in the vertebrate eye. *eLife*, 6, e28899.

22. 理论家同意这个可能性,即对地貌中的适应有个非最优陷阱,但我询问过多位专家,没人能给出一个具体的例证。也许那些非最优陷阱不能存在太久。

23. Tlusty, T. (2010). A colorful origin for the genetic code: Information theory, statistical mechanics and the emergence of molecular codes. *Physics of Life Reviews*, 7, 362–376.

24. Itzkovitz, S., & Alon, U. (2007). The genetic code is nearly optimal for allowing additional information within protein-coding sequences. *Genome Research*, 17, 405–412.

25. Freeland, S. J., Knight, R. D., Landweber, L. F., & Hurst, L. D. (2000). Early fixation of an optimal genetic code. *Molecular Biology and Evolution*, 174, 511–518.

26. Denton, M. J., Marshall, C. J., & Legge M. (2002). The protein folds as platonic forms: New support for the pre-Darwinian conception of evolution by natural law. *Journal of Theoretical Biology*, 219, 325–342.

27. 其他种类的键,比如氢原子和水之间的弱键、范德华引力和盐桥,也对稳定构象有贡献。

28. Geiler-Samerotte, K. A., Dion, M. F., Budnik, B. A., Wang, S. M., Hartl, D. L., & Drummond, D. A. (2011). Misfolded proteins impose a dosage-dependent fitness cost and trigger a cytosolic unfolded protein response in yeast. *Proceedings of the National*

Academy of Sciences of the United States of America, 108, 680–685.

29. Razvi, A., & Scholtz, J. M.（2006）. Lessons in stability from thermophilic proteins. *Protein Science*, 15, 1569–1578.

30. Lahonde, C., Insausti, T. C., Paim, R. M. M., Luan, X., Belev, G., Pereira, M. H., ... Lazzaril, C. R.（2017）. Countercurrent heat exchange and thermoregulation during blood-feeding in kissing bugs. *eLife*, 6, e26107.

31. Nesse, R. M., & Williams, G. C.（1996）. *Why We Get Sick: The New Science of Darwinian Medicine*. New York: Vintage.

32. Barenholz, U., Davidi, D., Reznik, E., Bar-On, Y., Antonovsky, N., Noor, E., & Milo, R.（2017）. Design principles of autocatalytic cycles constrain enzyme kinetics and force low substrate saturation at flux branch points. *eLife*, 6, e29667.

33. Sterling, P., & Laughlin, S.（2015）. *Principles of Neural Design*. Cambridge, MA: MIT Press, Chapte 5.

34. 达尔文（1859）观察到"组织高标准的最佳定义是其零件特化的程度,自然选择指向一端,倾向于使部件尽可能更有效地执行其功能"（为简洁而稍加编辑）。

35. Glegg, D.（1969/2009）. *Design of Design*. Cambridge: Cambridge University Press.

36. Zhang, J., Maslov, S., & Shakhnovich, E. I.（2008）. Constraints imposed by non-functional protein-protein interactions on gene expression and proteome size. *Molecular Systems Biology*, 4, 210.

37. 在费城,植物学家巴特拉姆（John Bartram）和富兰克林（Benjamin Franklin）着急了,这让富兰克林设计了高效的炉子。见 Wulf, A.（2015）. *The Invention of Nature: Alexander von Humboldt's New World*. New York: Random House。

38. Moser, C. C., Farid, T. A., Chobot, S. E., & Dutton, P. L.（2006）. Electron tunneling chains of mitochondria. *Biochimica et Biophysica Acta*, 1757, 1096–1109.

39. Sobti, M., Smits, C., Wong, A. S. W., Ishmukhametov, I., Stock, D., Sandin, S., & Stewart, A. G.（2016）. Cryo-EM structures of the autoinhibited *E. coli* ATP synthase in three rotational states. *eLife*, 5, e21598.

40. Kinosita, K., Jr., Yasuda, R., Noji, H., & Adachi, K.（2000）. A rotary molecular motor that can work at near 100% efficiency. *Philosophical Transactions of the Royal Society of London. Series B, Biological Sciences*, 355, 473–489.

41. Grundlingh, J., Dargan, P. I., El-Zanfaly, M., & Wood, D. M.（2011）. 2,4-dinitrophenol（DNP）: A weight loss agent with significant acute toxicity and risk of death. *Journal of Medical Toxicology*, 7, 205–212. https://www.nhs.uk/news/medication/warnings-issued-over-deadly-dnp-diet-drug.

42. 见注释2。

43. ATP的近亲GTP被用于特殊操作;肌肉也以磷酸肌酸形式储存能量。

44. Moser, C. C., Page, C. C., & Dutton, P. L.（2006）. Darwin at the molecular

scale: Selection and variance in electron tunneling proteins including cytochrome c oxidase. *Philosophical Transactions of the Royal Society of London. Series B, Biological Sciences*, 361, 1295–1305.

45. 见注释17。

46. Oswald, M. C., Brooks, P. S., Zwart, M. F., Mukherjee, A., West, R. J., Giachello, C. N., ... Landgraf, M. (2018). Reactive oxygen species regulate activity-dependent neuronal plasticity in *Drosophila*. *eLife*, 7, e39393.

47. 见注释38、44。

48. Cserép, C., Pósfai, B., Schwarcz, A. D., & Dénes A. (2018). Mitochondrial ultrastructure is coupled to synaptic performance at axonal release sites. *eNeuro*, 5, e0390–17.2018, 1–15.

49. Woelfel, M. A., Ouyang, Y., Phanvijhisiri, K., & Johnson, C. H. (2004). The adaptive value of circadian clocks: An experimental assessment in cyanobacteria. *Current Biology*, 14, 1481–1486.

50. Dunn, C. W., Giribet, G., Edgecombe, G. D., & Hejnol, A. (2014). Animal phylogeny and its evolutionary implications. *Annual Review of Ecology, Evolution, and Systematics*, 45, 71–395.

第二章

1. Arendt, D. (2008). The evolution of cell types in animals: Emerging principles from molecular studies. *Nature Reviews. Genetics*, 9, 868–882.

2. Kirschner, M. W., & Gerhart, J. C. (2005). *The Plausibility of Life*. New Haven, CT: Yale University Press.

关于用于身体布局或细胞分化的转录因子哪个先出现的争论，还在继续。见 Erwin, D. H., & Davidson, E. H. (2002). The last common bilaterian ancestor. *Development*, 129, 3021–3032。

3. Tapscott, S. J. (2005). The circuitry of a master switch: Myod and the regulation of skeletal muscle gene transcription. *Development*, 132, 2685–2695.

4. 见注释3。

5. Arendt, D., Musser, J. M., Baker, C. V. H., Bergman, A., Cepko, C., Erwin, D. H., ... Wagner, G. P. (2016). The origin and evolution of cell types. *Nature Reviews. Genetics*, 17, 745–757.

6. 调控发育的关键信号通路有：转化生长因子β(TGF-β)，经典WNT(cWNT)，核受体(NR)，酪氨酸激酶受体(RTK)，Notch/Delta，Hedgehog，JAK/STAT。Babonis, L. S., & Martindale, M. Q. (2016). Phylogenetic evidence for the modular evolution of metazoan signaling pathways. *Philosophical Transactions of the Royal Society of London. Series B, Biological Sciences*, 372, 201504–201577.

7. Dupre, C., & Yuste, R. (2017). Non-overlapping neural networks in *Hydra*

vulgaris. Current Biology, 27, 1085–1097.

8. Lee, D. A., Andreev, A., Truong, T. V., Chen, A., Hill, A. J., Oikonomou, G., ... Prober, D. A.（2017）. Genetic and neuronal regulation of sleep by neuropeptide VF. *eLife*, 6, e25727.

9. Dunn, C. W., Giribet, G., Edgecombe, G. D., & Hejnol, A.（2014）. Animal phylogeny and its evolutionary implications. *Annual Review of Ecology, Evolution, and Systematics*, 45, 371–395.

10. Vergara, H. M., Bertucci, P. Y., Hantz, P., Tosches, M. A., Achim, K., Vopalen-sky, P., & Arendt, D.（2017）. Whole-organism cellular gene-expression atlas reveals conserved cell types in the ventral nerve cord of *Platynereis dumerilii. Proceedings of the National Academy of Sciences of the United States of America*, 14, 5878–5885.

11. Kirschner, M., & Gerhart, J.（1998）. Evolvability. *Proceedings of the National Academy of Sciences of the United States of America*, 95, 8420–8427. 有些形态持续是因为虽然改变有效，但它们不容易改变。其他形态持续是因为它们如此灵活且强大，足以支持改变。两侧对称和所有支持两侧对称发育的转录因子属于这个**演化**范畴。

12. Shubin, N.（2008）. *Your Inner Fish: A Journey into the 3.5-Billion-Year History of the Human Body*. New York: Random House. 苏彬（Shubin）解释了自然选择如何将鳍转化为上肢、将上肢转化为手。神奇之处源于古老的转录因子。

Sterling, P., & Laughlin, S.（2015）. *Principles of Neural Design*. Cambridge, MA: MIT Press. 此书第一章"工程师知道什么"解释了早期福特T型车的各个设计议题如何为随后的大量新"物种"的多样化奠定了基础。

13. Arendt, D., Denes, A. S., Jékely, G., & Tessmar-Raible, K.（2008）. The evolution of nervous system centralization. *Philosophical Transactions of the Royal Society of London. Series B, Biological Sciences*, 363, 1523–1528. 并见注释10。

14. Arendt, D., Denes, A. S., Jékely, G., & Tessmar-Raible, K.（2008）. The evolution of nervous system centralization. *Philosophical Transactions of the Royal Society of London. Series B, Biological Sciences*, 363, 1523–1528.

15. la Fleur, S. E.（2003）. Daily rhythms in glucose metabolism: Suprachiasmatic nucleus output to peripheral tissue. *Journal of Neuroendocrinology*, 15, 315–322. 昼伏夜出的物种同样具有昼夜节律，只是时相相反。因此，小鼠通过增加葡萄糖代谢预测黄昏并在黎明前反转代谢水平。

16. Gerhart-Hines, Z., & Lazar, M. A.（2015）. Circadian metabolism in the light of evolution. *Endocrine Reviews*, 36, 289–304. 本章这部分大量引用这篇内容广泛、讲解清晰的综述。

17. Young, M. E.（2016）. Temporal partitioning of cardiac metabolism by the cardiomyocyte circadian clock. *Experimental Physiology*, 101, 1035–1039.

18. Moore-Ede, M. C.（1986）. Physiology of the circadian timing system: Predictive versus reactive homeostasis. *The American Journal of Physiology*, 250, R737–R852. 这

篇重要的综述早于细胞内时钟的发现,其报告的数据可能来自肾脏的时钟。

19. Dyar, K. A., Ciciliot, S., Wright, L. E., Biensø, R. S., Tagliazucchi, G. M., Patel, V. R., ... Schiaffino, S. (2014). Muscle insulin sensitivity and glucose metabolism are controlled by the intrinsic muscle clock. *Molecular Metabolism*, 3, 29–41. 如今已证明, 视交叉上核对肌肉代谢的昼夜节律的控制,是通过一个肌肉的内源性时钟执行的。

20. Wang, X., Zhang, X., Wu, D., Huang, Z., Hou, T., Jian, C., ... Cheng, H. (2017). itochondrial flashes regulate ATP homeostasis in the heart. *eLife*, 6, e23908.

21. Alavian, K. N., Li, H., Collis, L., Bonanni, L., Zeng, L., Sacchetti, S., ... Jonas, E. A. (2011). Bcl-xL regulates metabolic efficiency of neurons through interaction with the mitochondrial F_1F_0 ATP synthase. *Nature Cell Biology*, 13, 1224–1233.

22. 神经元具有调控ATP的快速预测机制。当神经元发放动作电位时,其钠离子泵消耗大量ATP,会在几秒之内耗尽ATP。所以当钠离子泵打开时,神经元预测即将到来的需求并直接增加线粒体ATP生产,从而维持ATP浓度稳定及避免致命错误。Baseza-Lehnert, F., Saab, A. S., Gutiérrez, R., Larenas, V., Díaz, E., Horn, M., ... Barros, L. F. (2019). Non-canonical control of neuronal energy status by the Na^+ pump. *Cell Metabolism*, 29, 1–13.

23. Ramsay, D. S., & Woods, S. C. (2014). Clarifying the roles of homeostasis and allostasis in physiological regulation. *Psychological Review*, 121, 224–247.

24. Hardie, D. G. (2008). AMPK: A key regulator of energy balance in the single cell and the whole organism. *International Journal of Obesity*, 32, S7–S12.

25. Hung, Y. P., Teragawa, C., Kosaisawe, N., Gillies, T. E., Pargett, M., Minguet, M., ... Albeck, J. G. (2017). Akt regulation of glycolysis mediates bioenergetic stability in epithelial cells. *eLife*, 6, e27293.

26. 对秀丽隐杆线虫设计和学习的简要总结,见Sterling and Laughlin (2015), *Principles of Neuraldesign*. Cambridge, MA: MIT Press, chapter 2, Why an animal needs a brain.

27. Lee, D. A., Andreev, A., Truong, T. V., Chen, A., Hill, A. J., Oikonomou, G., ... Prober, D. A. (2017). Genetic and neuronal regulation of sleep by neuropeptide VF. *eLife*, 6, e25727.

28. Sutton, R. S., & Barto, A. G. (2018). *Reinforcement Learning: An Introduction*. Cambridge, MA: MIT Press.

29. Williams, E. A., Veraszt, C., Jasek, S., Conzelman, M., ... Jékely, G. (2017). Synaptic and peptidergic connectome of a neurosecretory center in the annelid brain. *eLife*, 6, e26349.

30. Conzelmann, M., Williams, E. A., Krug, K., Franz-Wachtel, M., Macek, B., & Jékely, G. (2013). The neuropeptide complement of the marine annelid Platynereis dumerilii. *BMC Genomics*, 14, 906.

31. Flavell, S. W., Pokala, N., Macosko, E. Z., Albrecht, D. R., Larsch, J., & Barg-

mann, C. I. (2013). Serotonin and the neuropeptide PDF initiate and extend opposing behavioral states in *C. elegans. Cell*, 154, 1023–1035. 这项研究关注的是线虫，然而线虫的很多肽和它们在行为中的作用也存在于阔沙蚕中（见注释28和29）。

32. Garrison, J. L., Macosko, E. Z., Bernstein, S., Pokala, N., Albrecht, D. R., & Bargmann, C. I. (2012). Oxytocin/vasopressin-related peptides have an ancient role in reproductive behavior. Science, 338, 540–543. 这个报告是关于秀丽隐杆线虫的，但阔沙蚕同样表达这些激素——可能两种蠕虫继承于它们共同的刺胞动物祖先。

33. Yao, S., Bergan, J., Lanjuin, A., & Dulac, C. (2017). Oxytocin signaling in the medial amygdala is required for sex discrimination of social cues. *eLife*, 6, e31373.

34. 有人可能好奇，始两侧对称虫是否馈赠了我们其月亮时钟，控制排卵和重复性活动。这看了有点道理而且很浪漫：智人保留了这些生理机制并在诗词和歌曲中称颂。但是，在进行大量网络搜索和咨询多位专家之后，我只发现了一项支持这种猜测的初步研究：Law, S. P. (1986). The regulation of menstrual cycle and its relationship to the moon. *Acta Obstetrica Gynecologica Scandanavica*, 65, 45–48。

第三章

1. Speakman, J. R. (2013). Measuring energy metabolism in the mouse—Theoretical, practical, and analytical considerations. *Frontiers in Physiology*, 4, 34.

2. Bennett, A. F., & Nagy, K. A. (1977). Energy expenditure in free-ranging lizards. (1977). *Ecology*, 58, 697–700.

3. Diamond, J. M. (1993). Evolutionary physiology. In D. Noble & C. A. R. Boyd (Eds.), *Logic of Life: The Challenge of Integrative Physiology* (pp. 89–111). Oxford: Oxford University Press.

4. Robert, V. A., & Casadevall, A. (2009). Vertebrate endothermy restricts most fungi as potential pathogens. *The Journal of Infectious Diseases*, 200, 1623–1626.

5. Stein, R. B., Gordon, T., & Shriver, J. (1982). Temperature dependence of mammalian muscle contractions and ATPase activities. *Biophysical Journal*, 40, 97–107.

6. Bennett, A. F., & Ruben, J. A. (1979). Endothermy and activity in vertebrates. *Science*, 206, 649–654.

7. Nymark, S., Heikkinen, H., Haldin, C., Donner, K., & Koskelainen, A. (2005). Light responses and light adaptation in rat retinal rods at different temperatures. *The Journal of Physiology*, 567, 923–938.

8. Arshavsky, V. Y., & Burns, M. E. (2014). Current understanding of signal amplification in phototransduction. *Cellular Logistics*, 4, e28680.

9. Dhingra, N. K., Kao, Y.-H., Sterling, P., & Smith, R. G. (2003). Contrast threshold of a brisk-transient ganglion cell in vitro. *Journal of Neurophysiology*, 89, 2360–2369. 温度每增加10 °C，将视觉信息传递给大脑的视网膜神经元灵敏度就加倍。

10. Ames, A., Li, Y. Y., Heher, E. C., & Kimble, C. R. (1992). Energy metabolism

of rabbit retina as related to function: High cost of Na⁺ transport. *The Journal of Neuroscience*, 12, 40−853.

11. Katz, B., & Miledi, R. (1965). The effect of temperature on the synaptic delay at the neuromuscular junction. *The Journal of Physiology*, 181, 656−670.

12. Pavlov, I. (1904). Physiology of digestion. Nobel lecture. http://www.nobelprize. org/nobel_prizes/medicine/laureates/1904/pavlov-lecture.html.

13. Helander, H. F., & Fändriks, L. (2014). Surface area of the digestive tract—Revisited. *Scandinavian Journal of Gastroenterology*, 49, 681−689.

人的小肠长度可达5米,吸收面积约20平方米。

14. Diamond, J. (2002). Quantitative evolutionary design. *The Journal of Physiology*, 542(Pt. 2), 337−345.

15. Diamond, J. (1993). Evolutionary physiology. In D. Noble & C. A. R. Boyd (Eds.), *Logic of Life: The Challenge of Integrative Physiology* (pp. 89−111). Oxford: Oxford University Press.

16. Thrus, A. B., Dent, R., McPherson, R., & Harper, M.-E. (2013). Implications of mitochondrial uncoupling in skeletal muscle in the development and treatment of obesity. *The FEBS Journal*, 280, 5015−5029.

17. Wallace, D. C. (2013). Bioenergetics in human evolution and disease: Implications for the origins of biological complexity and the missing genetic variation of common diseases. *Philosophical Transactions of the Royal Society of London. Series B, Biological Sciences*, 368, 20120267.

这些差别是由线粒体基因的变异控制的,相对于核基因,线粒体基因突变率较高,允许对相对快速的针对纬度的遗传适应。

18. Gerhart-Hines, Z., & Lazar, M. A. (2015). Circadian metabolism in the light of evolution. *Endocrine Reviews*, 36, 289−304. See also Perrin, L., Loizides-Mangold, U., Chanon, S., Gobet, C., Hulo, N., Isenegger, L. ... Dibner C. (2018). Transcriptomic analyses reveal rhythmic and CLOCK-driven pathways in human skeletal muscle. *eLife*, 7, e34114.

19. Morrison, S. F., Madden, C. J., & Tupone, D. (2014). Central neural regulation of brown adipose tissue thermogenesis and energy expenditure. *Cell Metabolism*, 19, 741−756.

20. Yu, S., Cheng, H., François, M., Qualls-Creekmore, E., Huesing, C., He, Y., ... Münzberg, H. (2018). Preoptic leptin signaling modulates energy balance independent of body temperature regulation. *eLife*, 7, e33505.

21. Blessing, W., Mohammed, M., & Ootsuka, Y. (2013). Brown adipose tissue thermogenesis, the basic rest-activity cycle, meal initiation, and bodily homeostasis in rats. *Physiology & Behavior*, 121, 61−69.

Blessing, W., & Ootsuka, Y. (2016). Timing of activities of daily life is jaggy: How episodic ultradian changes in body and brain temperature are integrated into this process. *Temperature*, 3, 371–383.

22. 人类用位于皮肤之下的内层脂肪组织,补充其稀薄的外层保温层。

23. Schmidt-Nielsen, K. (1981, May). Countercurrent systems in animals. *Scientific American*, 244, 118–128.

24. Zimmerman, C. A., Leib, D. E., & Knight, Z. A. (2017). Neural circuits underlying thirst and fluid homeostasis. *Nature Reviews. Neuroscience*, 18, 459–469.

25. Tan, C. L., & Knight, Z. A. (2018). Regulation of body temperature by the nervous system. *Neuron*, 98, 31–18.

26. Weibel, E. R. (2000). *Symmorphosis: On Form and Function in Shaping Life*. Cambridge, MA: Harvard University Press.

27. Wang, P. (2018). The beat goes on. *eLife*, 7, e36882.

28. Mukouyama, Y. S., Shin, D., Britsch, S., Taniguchi, M., & Anderson, D. J. (2002). Sensory nerves determine the pattern of arterial differentiation and blood vessel branching in the skin. *Cell*, 109, 693–705.

29. Sheng, Y., & Zhu, L. (2018). The crosstalk between autonomic nervous system and blood vessels. *International Journal of Physiology, Pathophysiology, and Pharmacology*, 10, 17–28.

Bevan, J. A., Bevan, R. D., & Duckles, S. P. (1980). *Adrenergic regulation of vascular smooth muscle: Supplement 7. Handbook of physiology, The cardiovascular system, vascular smooth muscle*. 最早发表于1980年,于2011年1月在网上发布。

30. Okin, D., & Medzhitov, R. (2012). Evolution of inflammatory diseases. *Current Biology*, 22, R733–R740.

31. Ganeshan, K., Nikkanen, J., Man, K., Leong, Y. A., Sogawa, Y., Maschek, J. A., ... Chawla, A. (2019). Energetic trade-offs and hypometabolic states promote disease tolerance. *Cell*, 177, 399–413.

32. Man, K., Loudon, A., & Chawla, A. (2016). Immunity around the clock. *Science*, 354, 999–1003.

33. Diamond, J. (2002). Quantitative evolutionary design. *The Journal of Physiology*, 542(Pt. 2), 337–345.

34. Lefèvre, C. M., Sharp, J. A., & Nicholas, K. R. (2010). Evolution of lactation: Ancient origin and extreme adaptations of the lactation system. *Annual Review of Genomics and Human Genetics*, 11, 219–238.

35. Power, M. L., & Schulkin, J. (2016). *Milk: The Biology of Lactation*. Baltimore: Johns Hopkins University Press.

36. VEGF,血管内皮生长因子;EGF,表皮生长因子;GDNF,胶质细胞源性神经营养因子;BDNF,脑源性神经生长因子;IGF,胰岛素样生长因子;TGF,转化生长因子。

37. Lefevre, C. M., Sharp, J. A., & Nicholas, K. R. (2010). Evolution of lactation: ancient origin and extreme adaptations of the lactation system. *Annual Review of Genomics and Human Genetics*, 11, 219–238.

38. Leib, D. E., Zimmerman, C. A., Poormoghaddam, A., Huey, E. L., Ahn, J. S., Lin, Y. C., ... Knight, Z. A. (2017). The forebrain thirst circuit drives drinking through negative reinforcement. *Neuron*, 96, 1272–1281.

Mandelblat‐Cerf, Y., Kim, A., Burgess, C. R., Subramanian, S., Tannous, B. A., Lowell, B. B., & Andermann, M.L. (2017). Bidirectional anticipation of future osmotic challenges by vasopressin neurons. *Neuron*, 93, 57–65.

Augustine, V., Gokce, S. K., Lee, S., Wang, B., Davidson, T. J., Reimann, F., ... Oka, Y. (2018). ierarchical neural architecture underlying thirst regulation. *Nature*, 555, 204–209.

39. Chen, Y., Lin, Y.-C., Zimmerman, C. A., Essner, R. A., & Knight, Z. A. (2016). Hunger neurons drive feeding through a sustained, positive reinforcement signal. *eLife*, 5, e18640.

40. Sternson, S. M., & Eiselt, A.-K. 2017. Three pillars for the neural control of appetite. *Annual Review of Physiology*, 79, 401–423.

Andermann, M. L., & Lowell, B. B. (2017). Toward a wiring diagram understanding of appetite control. *Neuron*, 95, 757–778.

41. Tan, C. L., Cooke, E. K., Leib, D. E., Lin, Y. C., Daly, G. E., Zimmerman, C. A., & Knight, Z. A. 2016. Warm-sensitive neurons that control body temperature. *Cell*, 167, 47–59.e15.

Tan, C. L., & Knight, Z. A. (2018). Regulation of body temperature by the nervous system. *Neuron*, 98, 31–18.

42. Schultz, W., Dayan, P., & Montague, P. R. (1997). A neural substrate of prediction and reward. *Science*, 275, 1593–1599.

Schultz, W., Stauffer, W. R., & Lak, A. (2017). The phasic dopamine signal maturing: from reward via behavioural activation to formal economic utility. *Current Opinion in Neurobiology*, 43, 139–148.

Levy D. J., & Glimcher, P. W. (2011). Comparing apples and oranges: using reward‐specific and reward-general subjective value representation in the brain. *The Journal of Neuroscience*, 31, 14693–14707.

Levy, D. J., & Glimcher, P. W. (2012). The root of all value: A neural common urrency for choice. *Current Opinion in Neurobiology*, 22, 1027–1038.

43. Watabe-Uchida, M., Eshel, N., & Uchida, N. (2017). Neural circuitry of reward prediction error. *Annual Review of Neuroscience*, 40, 373–394.

第四章

1. Wallace, D. C. (2013). Bioenergetics in human evolution and disease: Implications for the origins of biological complexity and the missing genetic variation of common diseases. *Philosophical Transactions of the Royal Society of London. Series B, Biological Sciences*, 368, 20120267.

2. Slatkin, M., & Racimo, F. (2016). Ancient DNA and human history. *Proceedings of the National Academy of Sciences of the United States of America*, 113, 6380–6387.

Moreno-Mayar, J. V., Vinner, L., de Barros Damgaard, P., de la Fuente, C., Chan, J., Spence, J. P., ... Willerslev, E. (2018). Early human dispersals within the Americas. *Science*, 362, 6419.

3. Froehle, A. W., & Churchill, S. E. (2009). Energetic competition between Neandertals and anatomically modern humans. *PaleoAnthropology*, 2009, 96–116.

4. Mellars, P., & French, J. C. (2011). Tenfold population increase in Western Europe at the Neandertal-to-modern human transition. *Science*, 333, 623–627.

5. Villa, P., & Roebroeks, W. (2014). Neandertal demise: An archeological analysis of the modern human superiority complex. *PloS One*, 9, e96424.

6. 内脏器官也使用机械感受器来感受拉伸和施压。这些信号通过锋电位集中传输。

7. Sterling, P., & Laughlin, S. (2015). *Principles of Neural Design*. Cambridge, MA: MIT Press. 该书更详细地介绍了我们此处讨论的所有原则。

8. Balasubramanian, V., & Sterling, P. (2009).

劳克林(Simon Laughlin)指出，每个锋的比特随锋频率下降，其深层次的原因来自锋编码相关的数学。可见注释7中图书的图3.5和公式3.1。

9. Sterling, P. (2013). Some principles of retinal design: The Proctor Lecture. *Investigative Ophthalmology & Visual Science*, 54, 2267–2275.

10. 见注释7，Sterling and Laughlin (2015)，第13章。

11. Sokoloff, L. (1977). Relation between physiological function and energy metabolism in the central nervous system. *Journal of Neurochemistry*, 29, 13–26.

12. 鸟类同样减少嗅觉、偏好视觉——几乎出于相同的原因，即获得以更高效率、更小风险收集信息的能力（见注释18）。有些鸟类家族，如鸦科（乌鸦、大乌鸦、松鸦）的脑体比等于或高于灵长类和海豚，只比人类低一点。如同高度用脑的哺乳动物，鸦科也高度社会化，有些还能制造工具，如新喀鸦。

13. Darwin, C. (1871). *The Descent of Man, and Selection in Relation to Sex*. Princeton University Press edition.

14. Shubin, N. (2008). *Your Inner Fish*. New York: Random House.

15. Quam, R. M., Martínez, I., Rosa, M., & Arsuaga, J. L. (2017). Evolution of hearing and language in fossil hominins. In R. Quam, M. Ramsier, R. R. Fay, & A. N. Popper (Eds.), *Springer handbook of auditory research: Vol. 63. Primate hearing and communi-*

cation (pp. 201–231). Cham, Switzerland: Springer International.

16. Ozker, M., Yoshor, D., & Beauchamp, M. S. (2018). Frontal cortex selects representation of the talker's mouth to aid in speech perception. *eLife*, 7, e30387.

17. Deaner, R. O., Khera, A. V., & Platt, M. L. (2005). Monkeys pay per view: Adaptive valuation of social images by rhesus macaques. *Current Biology*, 15, 543–548.

18. 详细论述见注释7, Sterling and Laughlin (2015), 第7–12章。

19. 例如, 狗的视神经包含大约15万根轴突, 是猴的十分之一。

Brooks, D. E., Strubbe, D. T., Kubilis, P. S., MacKay, E. O., Samuelson, D. A., & Gelatt, K. N. (1995). Histomorphometry of the optic nerves of normal dogs and dogs with hereditary glaucoma. *Experimental Eye Research*, 60, 71–89.

很多哺乳动物物种以相似的方式适应视觉, 如通过将眼球前移允许立体视, 通过增加视锥细胞和节细胞的密度, 等等。例子见 Ahnelt, P. K., Schubert, C., Kübber-Heiss, A., Schiviz, A., & Anger E. (2006). Independent variation of retinal S and M cone photoreceptor topographies: A survey of four families of mammals. *Visual Neuroscience*, 23, 429–435。

鸟类甚至更多地投资精细的空间视觉和颜色视觉。例如, 猛禽通常有两个中央凹, 一个负责精细单眼视觉, 另一个负责精细的立体视。有些还通过将视锥细胞密度增加至4倍, 实现了两倍于人类的空间分辨率, 就像恒河猴和人一样, 它们也使用成对的侏儒节细胞。见 Sterling, P. (2004). How retinal circuits optimize the transfer of visual information. In J. S. Werner & L. M. Chalupa (Eds.), *The Visual Neurosciences* (pp. 234–259). Cambridge, MA: MIT Press。

20. Akbas, E., & Eckstein, M. P. (2017). Object detection through search with a foveated visual system. *PLoS Computational Biology*, 13, e1005743.

21. Or, C. C., Peterson, M. F., & Eckstein, M. P. (2015). Initial eye movements during face identification are optimal and similar across cultures. *Journal of Vision*, 15, 12.

22. 见注释7, Sterling and Laughlin (2015), 第12章。

23. Horton, J. C., & Hoyt, W. F. (1991). The representation of the visual field in human striate cortex: A revision of the classic Holmes map. *Archives of Ophthalmology*, 109, 816–824.

24. 例如, 抓握前需要了解物体的位置和动手方向。这套视觉信息由位于后顶叶——正是所需要的位置——的某个特定抓握区(几个之一)提取, 通过较短的线路与指导抓握的"触觉区"连接。见 Fattori, P., Breveglieri, R., Raos, V., Bosco, A., & Galletti, C. (2012). Vision for action in the macaque medial posterior parietal cortex. *The Journal of Neuroscience*, 32, 3221–3234。

视觉引导的抓握可以通过粗略估算廉价地实现: 手可以先粗略地匹配一个物体, 然后根据触觉感受器的反馈精细调节。见 Santello, M., Baud-Bovy, G., & Jörntell, H. (2013). Neural bases of hand synergies, *Frontiers in Computational Neurosci-*

ence, 7, 1–15。

25. Tsao, D.（2014）. The macaque face patch system: A window into object representation. *Cold Spring Harbor Symposia on Quantitative Biology*, 79, 109–114.

26. Chang, L., & Tsao, D. Y.（2017）. The code for facial identity in the primate brain. *Cell*, 169, 1013–1028.

27. 倒置的面孔较难辨识，可能因为应对这个罕见需求的环路并非套装的一部分。

28. Taubert, J., Flessert, M., Wardle, S. G., Basile, B. M., Murphy, A. P., Murray, E. A., & Ungerleider, L. G.（2018）. Amygdala lesions eliminate viewing preferences for faces in rhesus monkeys. *Proceedings of the National Academy of Sciences of the United States of America*, 115, 8043–8048.

29. Landi, S. M., & Freiwald, W. A.（2017）. Two areas for familiar face recognition in the primate brain. *Science*, 357, 591–595.

30. Shepherd, S. V., & Freiwald, W. A.（2018）. Functional networks for social communication in the macaque monkey. *Neuron*, 99, 413–420.

31. Sliwa, J., & Freiwald, W. A.（2017）. A dedicated network for social interaction processing in the primate brain. *Science*, 356, 745–749.

32. Rathelot, J.-A., & Strick, P. L.（2009）. Subdivisions of primary motor cortex based on cortico-motoneuronal cells. *Proceedings of the National Academy of Sciences of the United States of America*, 106, 918–923. 直接到达运动神经元的皮质脊髓束的比例从猴到黑猩猩到人逐渐增加。

33. Rathelot, J.-A., Dum, R. P., & Strick, P. L.（2017）. Posterior parietal cortex contains a command apparatus for hand movements. *Proceedings of the National Academy of Sciences of the United States of America*, 114, 4255–4260.

34. Geschwind, N.（1965). Disconnexion syndromes in animals and man: Ⅰ. *Brain*, 88, 237–294; Geschwind, N.（1965). Disconnexion syndromes in animals and man: Ⅱ. *Brain*, 88, 585–644.

35. Kaplan, H., & Robson, A. J.（2002）. The emergence of humans: The coevolution of intelligence and longevity with intergenerational transfers. *Proceedings of the National Academy of Sciences of the United States of America*, 99, 10221–10226.

36. Wood, B. M., Watts, D. P., Mitani, J. C., & Langergraber, K. E.（2017）. Favorable ecological circumstances promote life expectancy in chimpanzees similar to that of human unter-gatherers," *Journal of Human Evolution*, 105, 41–56.

37. Gurven, M., Stieglitz, J., Trumble, B., Blackwell, A. D., Beheim, B., Davis, H., ... Kaplan, H.（2017）. The Tsimane Health and Life History Project: Integrating anthropology and biomedicine. *Evolutionary Anthropology*, 26, 54–73. 该文描述了最近对玻利维亚森林中长寿和持续具有生产力的狩猎种植者的纵向研究。

宽泛的总结见 Kelly, R. L.（2013）. *The Lifeways of Hunter-Gatherers: The Foraging*

Spectrum. New York: Cambridge University Press。

38. Hawkes, K. (2010). The evolution of human life history. *Proceedings of the National Academy of Sciences of the United States of America*, 107 (Suppl. 2), 8977–8984.

霍克斯(Hawkes)总结了"祖母假设"的证据:断奶的小孩能从祖母那里得到营养补贴,这使母亲能以更短的间隔孕育更多小孩。

Gurven, M., Kaplan, H., & Gutierrez, M. (2006). How long does it take to become a proficient hunter? Implications for the evolution of extended development and long life span. *Journal of Human Evolution*, 51, 454–470. 研究显示,狩猎在认知上如此复杂,以至于需要20年时间,在人到达身型和体力完全发育后,才能有最高回报。

39. Cheney, D. L., & Seyfarth, R. M. (2008). *Baboon metaphysics: The evolution of a social mind*. Chicago, IL: University of Chicago Press.

40. Henrich, J. (2016). *The Secret of Our Success: How Culture Is Driving Human Evolution, Domesticating Our Species and Making Us Smarter*. Princeton, NJ: Princeton University Press.

猴和黑猩猩表现出有限程度的文化。例如,在1950年观察到洗土豆文化在一群日本恒河猴中传播,这如今在灵长类学者中仍然是一个论题。Boesch, C. (2012). From material to symbolic cultures: Culture in primates. In J. Valsiner (Ed.), *The Oxford Handbook of Culture and Psychology*. Oxford: Oxford University Press.

41. Aiello, L. C., & Wells, J. C. K. (2002). Energetics and the evolution of the genus *Homo*. *Annual Review of Anthropology*, 31, 323–338.

42. 见注释1。

43. Alperson-Afil, N., Sharon, G., Kislev, M., Melamed, Y., Zohar, I., Ashkenazi, S., ... Goren-Inbar, N. (2009). Spatial organization of hominin activities at Gesher Benot Ya'aqov, Israel. *Science*, 326, 1677–1680.

44. Kittler, R., Kayser, M., & Stoneking, M. (2003). Molecular evolution of *Pediculus humanus* and the origin of clothing. *Current Biology*, 13, 1414–1417.

45. 来自与博伊德(Robert T. Boyd)的交流。

46. Glasser, M. F., Coalson, T. S., Robinson, E. C., Hacker, C. D., Harwell, J., Yacoub, E., ... Van Essen, D. C. (2016). A multi-modal parcellation of human cerebral cortex. *Nature*, 536, 171–178.

47. Garcea, F. E., Chernoff, B. L., Diamond, B., Lewis, W., Sims, M. H., Tomlinson, S. B., ... Mahon, B. Z. (2017). Direct electrical stimulation in the human brain disrupts melody processing. *Current Biology*, 27, 2684–2691. 这篇文章有大量近期的参考文献,关于音乐环路和语言环路半球分隔于两半球的证据。

48. 下列文献包含音乐位于右半球的证据,但也指出了一些复杂性和困惑。Sihvonen, A. J., Ripolles, P., Leo, V., Rodriguez-Fornells, A., Soinila, S., & Sarkamo, T. (2016). Neural basis of acquired amusia and its recovery after stroke. *The Journal of*

Neuroscience, 36, 8872–8881.

Fedorenko, E., McDermott, J. H., Norman-Haignere, S., & Kanwisher, N. (2012). Sensitivity to musical structure in the human brain. *Journal of Neurophysiology*, 108, 3289–3300.

49. Kanwisher, N. G., McDermott, J., & Chun, M. M. (1997). The fusiform face area: A module in human extrastriate cortex. *The Journal of Neuroscience*, 17, 4302–4311.

McCarthy, G., Puce, A., Gore, J. C., & Allison, T. (1997). Face-specific processing in the human fusiform gyrus. *Journal of Cognitive Neuroscience*, 9, 605–610. 这些文章显示梭状回面孔区主要在右半球。

Collins, J. A., Koski, J. E., & Olson, I. R. (2016). More than meets the eye: The merging of perceptual and conceptual knowledge in the anterior temporal face area. *Frontiers in Human Neuroscience*, 10, 189; Kelley, W. M., Miezin, F. M., McDermott, K. B., Buckner, R. L., Raichle, M. E., Cohen, N. J., ... Petersen, S. E. (1998). Hemispheric specialization in human dorsal frontal cortex and medial temporal lobe for verbal and nonverbal memory encoding. *Neuron*, 20, 927–936.

50. Saygin, Z. M., Osher, D. E., Norton, E. S., Youssoufian, D. A., Beach, S. D., Feather, J., ... Kanwisher, N. (2016). Connectivity precedes function in the development of the visual word form area. *Nature Neuroscience*, 19, 1250–1255.

51. Peretz, I., & Hyde, K. L. (2003). What is specific to music processing? Insights from congenital amusia. [Review]. *Trends in Cognitive Sciences*, 7, 362–367.

52. Sacks, O. (2007). *Musicophilia: Tales of music and the brain*. New York: Knopf; Rosenthal, G., Tanzer, M., Simony, E., Hasson, U., Behrmann, M., & Avidan, G. (2017). Altered topology of neural circuits in congenital prosopagnosia. *eLife*, 6, e25069.

53. Russell, R., Duchaine, B., & Nakayama, K. (2009). Super-recognizers: People with extraordinary face recognition ability. *Psychonomic Bulletin & Review*, 16, 252–257.

54. Arcaro, M. J., Schade, P. F., Vincent, J. L., Ponce, C. R., & Livingstone, M. S. (2017). Seeing faces is necessary for face-patch formation. *Nature Neuroscience*, 20, 1404–1412.

55. Clare, S., Stagg, C. J., Johansen-Berg, H., Kolasinski, J., Makin, T. R., Logan, J. P., & Jbabdi, S. (2016). Perceptually relevant remapping of human somatotopy in 24 hours. *eLife*, 5, e17280.

56. Van Essen, D. C., & Glasser, M. F. (2018). Parcellating cerebral cortex: How invasive animal studies inform noninvasive mapmaking in humans. *Neuron*, 99, 640–663. 见补充信息。

57. Muthukrishna, M., & Henrich, J. (2016). Innovation in the collective brain. *Philosophical Transactions of the Royal Society of London. Series B, Biological Sciences*, 371, 20150192.

58. d'Errico, F., Banks, W. E., Warren, D. L., Sgubin, G., van Niekerk, K., Henshil-

wood, C., ... Sánchez Goñi, M. F. (2017). Identifying early modern human ecological niche expansions and associated cultural dynamics in the South African Middle Stone Age. *Proceedings of the National Academy of Sciences of the United States of America*, 114, 7869–7876; Henshilwood, C. S., d'Errico, F., van Niekerk, K. L., Dayet, L., Queffelec, A., & Pollarolo, L. (2018). An abstract drawing from the 73,000-year-old levels at Blombos Cave, South Africa. *Nature*, 562, 115–118.

59. Aubert, M., Brumm, A., Ramli, M., Sutikna, T., Saptomo, E. W., Hakim, B. ... Dosseto, A. (2014). Pleistocene cave art from Sulawesi, Indonesia. *Nature*, 514, 223–227.

60. Silk, J. B., & Boyd, R. (2018). *How humans evolved* (8th ed.). New York: Norton.

61. https://en.wikipedia.org/wiki/G%C3%B6bekli_Tepe.

62. https://en.wikipedia.org/wiki/Watson_Brake.

63. 确切时间仍有争议,因为变异率提示的分离时间比化石证据提示的要早。

第五章

1. Pinker, S. (2018). *Enlightenment Now: The Case for Reason, Science, Humanism, and Progress*. New York: Random House.

2. Hu, H., Petousi, N., Glusman, G., Yu, Y., Bohlender, R., Tashi, T. ... Huff, C. D. (2017). Evolutionary history of Tibetans inferred from whole-genome sequencing. *PloS Genetics*, 13, e1006675.

Beall, C. M. (2007). Two routes to functional adaptation: Tibetan and Andean high-altitude natives. *Proceedings of the National Academy of Sciences of the United States of America*, 104, 8655–8660.

Ilardo, M. A., Moltke, I., Korneliussen, T. S., Cheng, J., Stern, A. J., Racimo, F., ... Willerslev, E. (2018). Physiological and genetic adaptations to diving in sea nomads. *Cell*, 173, 569–580. e15.

Ingram, C., Mulcare, C., Itan, Y., Thomas, M., & Swallow, D. (2009). Lactose digestion and the evolutionary genetics of lactase persistence. *Human Genetics*, 124, 579–591.

Tishkoff, S. A., Reed, F. A., Ranciaro, A., Voight, B. F., Babbitt, C. C., Silverman, J. S., ... Deloukas, P. (2007). Convergent adaptation of human lactase persistence in Africa and Europe. *Nature Genetics*, 39, 31–40.

Jablonski, N. G. (2004). The evolution of human skin and skin color. *Annual Review of Anthropology*, 33, 585–623.

Racimo, F., Gokhman, D., Fumagalli, M., Ko, A., Hansen, T., Moltke, I., ... Nielsen, R. (2017). Archaic adaptive introgression in TBX15/WARS2. *Molecular Biology and Evolution*, 34, 509–524.

3. Gintis, H., Henrich, J., Bowles, S., Boyd, R., & Fehr, E. (2008). Strong reciprocity and the roots of human morality. *Social Justice Research*, 21, 241–253.

Gintis, H., Bowles, S., Boyd, R., & Fehr, E. (2005). *Moral sentiments and material interests: The Foundations of Cooperation in Economic Life*. Cambridge, MA: MIT Press.

Henrich, J. (2017). *The Secret of Our Success: How Culture Is Driving Human Evolution, Domesticating Our Species, and Making Us Smarter*. Princeton, NJ: Princeton University Press.

4. 此处特别借鉴了 Kaplan, H. S., Hooper, P. L., & Gurven, M. (2009). The evolutionary and ecological roots of human social organization. *Philosophical Transactions of the Royal Society of London. Series B, Biological Sciences*, 364, 3289–3299, 但同样的故事还能在许多其他来源中发现, 包括以下:

Kelly, R. L. (2013). *The Lifeways of Hunter-Gatherers: The Foraging Spectrum*. New York: Cambridge University Press.

Silk, J. B., & Boyd, R. (2018). *How Humans Evolved* (8th ed.). New York: Norton.

Pontzer, H., Wood, B. M., & Raichlen, D. A. (2018). Hunter-gatherers as models in public health. *Obesity Reviews*, 19(Suppl. 1), 24–35.

5. Gurven, M., Kaplan, H., & Gutierrez, M. (2006). How long does it take to become a proficient hunter? Implication on the evolution of delayed growth. *Journal of Human Evolution*, 51, 454–470.

6. Kaplan, H. S., Schniter, E., Smith, V. L., & Wilson, B. J. (2012). Risk and the evolution of human exchange. *Proceedings of the Royal Society of London. B, Biological Sciences*, 279, 2930–2935.

7. Gintis, H., Henrich, J., Bowles, S., Boyd, R., & Fehr, E. (2008). Strong reciprocity and the roots of human morality. *Social Justice Research*, 21, 241–253.

8. Gurven, M., Stieglitz, J., Trumble, B., Blackwell, A. D., Beheim, B., Davis, H., ... Kaplan, H. (2017). The Tsimane Health and Life History Project: Integrating anthropology and biomedicine. *Evolutionary Anthropology*, 26, 54–73; Gurven, M., & Kaplan, H. (2007). Longevity among hunter-gatherers: A crosscultural examination. *Population and Development Review*, 33, 321–365.

9. Gurven, M. D., Trumble, B. C., Stieglitz, J., Blackwell, A. D., Michalik, D. E., Finch, C. E., & Kaplan, H. S. (2016). Cardiovascular disease and type 2 diabetes in evolutionary perspective: A critical role for helminths? *Evolution, Medicine, and Public Health*, 2016, 338–357.

10. Gurven, M., Blackwell, A. D., Rodriguez, D. E., Stieglitz, J., & Kaplan, H. (2012). Does blood pressure inevitably rise with age? Longitudinal evidence among forager horticulturalists. *Hypertension*, 60, 25–33.

Hollenberg, N. K., Martinez, G., McCullough, M., Meinking, T., Passan, D., Preston, M., ... Vicaria-Clement, M. (1997). Aging, acculturation, salt intake, and hypertension in the Kuna of Panama. *Hypertension*, 29, 171–176.

He, J., Klag, M. J., Whelton, P. K., Chen J.-Y., Qian, M.-C., & He, G.-Q. (1994).

Body mass and blood pressure in a lean population in southwestern China. *American Journal of Epidemiology*, 139, 380–389.

Lindeberg, S., Nilsson‑Ehle, P., Terént, A., Vessby, B., & Scherstén, B. (1994). Cardiovascular risk factors in a Melanesian population apparently free from stroke and ischaemic heart disease: The Kitava Study. *Journal of Internal Medicine*, 236, 331–340.

Lindeberg, S., Berntorp, E., Nilsson-Ehle, P., Terént, A., & Vessby, B. (1997). Age relations of cardiovascular risk factors in a traditional Melanesian society: The Kitava Study. *American Journal of Clinical Nutrition*, 66, 845–852.

Lindeberg, S., Eliasson, M., Lindahl, B., & Ahrén, B. (1999). Low serum insulin in traditional Pacific Islanders—The Kitava Study. *Metabolism*, 48, 1216–1219.

11. See, for example, Kline, M. A., Boyd, R., & Henrich, J. (2013). Teaching and the life history of cultural transmission in Fijian villages. *Human Nature*, 24, 351–374.

12. Gray, P. (2013). *Free to Learn*. New York: Basic Books. https://www.psychologytoday.com/us/blog/freedom-learn/200808/children-educate-themselves-iii-the-wisdom-hunter-gatherers.

当然，家长会意识到来自捕食者、蛇等的危险，建立安全边界。但在安全边界内，孩子具有大得多的自由度，可走动，与尖锐物体互动，跑，爬，摔倒，而美国家长如果忽视这些，可能有入狱的危险。

13. Salinas-Hernandez, X. I., Vogel, P., Betz, S., Kalisch, R., Sigurdsson, T., & Duvarci, S. (2018). Dopamine neurons drive fear extinction learning by signaling the omission of expected aversive outcomes. *eLife*, 7, e38818.

14. https://www.drugabuse.gov/drugs-abuse/opioids/opioid-overdose-crisis.

15. https://en.wikipedia.org/wiki/Suicide_in_the_United_States.

16. https://www.niaaa.nih.gov/alcohol-health/overview-alcohol-consumption/alcohol-facts-and-statistics.

17. Case, A., & Deaton, A. (2017). Mortality and morbidity in the 21st century. *Brookings Papers on Economic Activity*, 397–476.

18. Eyer, J., & Sterling, P. (1977). Stress-related mortality and social organization. *Review of Radical Political Economics*, 9, 1–44.

19. Nestler, E. J., & Malenka, R. C. (2004, March). The addicted brain. *Scientific American*, 290, 78–85.

20. https://drugabuse.com/library/heroin-history-and-statistics.

21. https://en.wikipedia.org/wiki/Gin_Craze.

22. https://www.niaaa.nih.gov/alcohol-health/overview-alcohol-consumption/alcohol-facts-and-statistics.

23. https://www.cdc.gov/tobacco/data_statistics/fact_sheets/fast_facts/index.htm.

24. De Biasi, M., & Dani, J. A. (2011). Reward, addiction, withdrawal to nicotine. *Annual Review of Neuroscience*, 34, 105–130.

25. Tolentino, J. (2018, May 14). The promise of vaping and the rise of Juul. *The New Yorker*.

26. Kenny, P. J. (2013). The food addiction. *Scientific American*, 309, 44–49; Fletcher, P. C., & Kenny, P. J. (2018). Food addiction: A valid concept? *Neuropsychopharmacology*, 43, 2506–2513.

27. CDC National Center for Health Statistics (NCHS) data brief. *Prevalence of Obesity Among Adults and Youth: United States, 2015–2016*. https://lanekenworthy.net/2012/05/31/why-the-surge-in-obesity.

28. Folsom, A., Yatsuya, H., Nettleton, J. A., Lutsey, P. L., Cushman, M., & Rosamond, W. D., for the Atherosclerosis Risk in Communities Study Investigators. (2011). Community prevalence of ideal cardiovascular health by the AHA definition, and relation to cardiovascular disease incidence. *Journal of the American College of Cardiology*, 57, 1690–1696.

29. Reuter, J., Raedler, T., Rose, M., Hand, I., Gläscher, J., & Büchel, C. (2005). Pathological gambling is linked to reduced activation of the mesolimbic reward system. *Nature Neuroscience*, 8, 147–148.

30. Nathans, J., & Sterling, P. (2016). How scientists can reduce their carbon footprint. *eLife*, 5, e15928.

31. Pratt, L. A., Brody, D. J., & Gu, Q. (2017). *Antidepressant Use Among Persons Aged 12 and Over: United States, 2011–2014* (NCHS Data Brief No. 283). Hyattsville, MD: National Center for Health Statistics.

32. Moran, R. J., Kishida, K. T., Lohrenz, T., Ignacio Saez, I., Laxton, A. W., Witcher, M. R., ... Montague, P. R. (2018). The protective action encoding of serotonin transients in the human brain. *Neuropsychopharmacology*, 43, 1425–1435.

33. Zhou, F. M., Liang, Y., Salas, R., Zhang, L., De Biasi, M., & Dani, J. A. (2005). Corelease of dopamine and serotonin from striatal dopamine terminals. *Neuron*, 46, 65–74.

34. Montague, P. R., Kishida, K. T., Moran, R. J., & Lohrenz, T. M. (2016). An efficiency framework for valence processing systems inspired by soft cross-wiring. *Current Opinion in Behavioral Sciences* 11, 121–129.

35. 广告的聒噪，虽然无用又愚蠢，可能已无法根除，但这证明了它们所具有的艺术的力量（"滴滴好滋味"）及无休止的重复。

36. Henry, J. P., Liu, Y.-Y., Nadra, W. E., Qian, C., Mormede, P., Lemaire, V., ... Hendley, E. D. (1993). Psychosocial stress can induce chronic hypertension in normotensive strains of rats. *Hypertension*, 21, 714–723; Henry, J. P., Liu, J., & Meehan, W. P. (1995). Psychosocial stress and experimental hypertension. In J. H. Laragh & B. M. Brenner (Eds.), *Hypertension: Pathophysiology, Diagnosis and Management* (pp. 905–921). New York: Raven Press.

37. Report of the NHLBI task force on blood pressure control in children. (1977). *Pediatrics*, 59, 797–820; report of the second task force on blood pressure control in children. (1987). *Pediatrics*, 79, 1–25; the fourth report on the diagnosis, evaluation, and treatment of high blood pressure in children and adolescents (NIH Publication No. 05–5267)—originally printed 1996, revised May 2005.

38. American Psychiatric Association. (2013). *Diagnostic and Statistical Manual of Mental Disorders* (5th ed.; DSM-5). Washington, DC: Author.

39. https://www.cdc.gov/ncbddd/adhd/data.html.

40. Schwarz, A. (2016). *ADHD Nation*. New York: Scribner.

41. Nestler, E. J., Hyman, S. E., Holtzman, D. M., & Malenka, R. C. (2015). *Molecular Neuropharmacology: A Foundation for Clinical Neuroscience* (3rd ed., chapter 6, pp. 149–183). New York: McGraw-Hill.

42. Kim, Y., Teylan, M. A., Baron, M., Sands, A., Nairn, A. C., & Greengard, P. (2009). Methylphenidate-induced dendritic spine formation and DeltaFosB expression in nucleus accumbens. *Proceedings of the National Academy of Sciences of the United States of America*, 106, 2915–2920.

Grueter, B. A., Robison, A. J., Neve, R. L., Nestler, E. J., & Malenka, R. C. (2013). ΔFosB differentially modulates nucleus accumbens direct and indirect pathway function. *Proceedings of the National Academy of Sciences of the United States of America*, 110, 1923–1928.

Barrientos, C., Knowland, D., Wu, M. M. J., Lilascharoen, V., Huang, K. W., Malenka, R. C., & Lim, B. K. (2018). Cocaine-induced structural plasticity in input regions to distinct cell types in nucleus accumbens. *Biological Psychiatry*, 84, 893–904.

43. 见注释40。

44. Ripollés, P., Marco-Pallarés, J., Hielscher, U., Mestres-Missé, A., Tempelmann, C., Heinze, H. J., ... Noesselt, T. (2014). The role of reward in word learning and its implications for language acquisition. *Current Biology*, 24, 2606–2611.

Ripollés, P., Marco-Pallarés, J., Alicart, H., Tempelmann, C., Rodríguez-Fornells, A., & Noesselt, T. (2016). Intrinsic monitoring of learning success facilitates memory encoding via the activation of the SN/VTA-hippocampal loop. *eLife*, 5, e17441.

Ripollés, P., Ferreri, L., Mas-Herrero, E., Alicart, H., Gómez-Andrés, A., Marco-Pallares, J., ... Rodriguez-Fornells, A. (2018). Intrinsically regulated learning is modulated by synaptic dopamine signaling. *eLife*, 7, e38113.

45. 现代智人睡眠剥夺。成年人每晚7小时是健康的金标准,但35%的美国成年人睡得比这少。黑人、失业者、受教育少的人、从未结婚者和离婚人群睡眠剥夺的情况更严重。青少年需要更多睡眠——8—10小时,但很少能做到。慢性睡眠剥夺(每晚少于7小时)与肥胖、糖尿病、高血压、心脏病、卒中、抑郁的发生率和死亡率上升,以及免疫功能受损、疼痛增加、认知功能受损和意外危险增加相关。这并不意外,因为昼夜节律对所有生理和每个细胞内的时钟都极端重要(第二章)。

Grandner, M., Mullington, J. M., Hashmi, S. D., Redeker, N. S., Watson, N. F., & Morgenthaler, T. I. (2018). Sleep duration and hypertension: Analysis of > 700,000 adults by age and sex. *Journal of Clinical Sleep Medicine*, 14, 1031–1039.

46. Sutton, R. S., & Barto, A. G. (2018). *Reinforcement learning: An Introduction* (2nd ed.). Cambridge, MA: MIT Press.

47. 受体分子对多巴胺、阿片类药物、尼古丁等的适应,与光感受器对光的适应非常类似:平均水平设定了灵敏度,围绕均值的小波动可以引发强烈的反应;当平均强度增加,感受器快速降低其灵敏度,于是引发相同反应需要更高强度的刺激或更高的剂量。见 Sterling, P., & Laughlin, S. (2015). *Principles of Neural Design*. Cambridge, MA: MIT Press。

48. 见注释19,以及注释26中Kenny (2013)。

49. Sterling, P. (2018). Predictive regulation and human design. *eLife*, 7, e3.

50. 我对向农业转变的简单描述依赖于这篇透彻的文章:Richerson, P. J., Boyd, R., & Bettinger, R. L. (2001). Was agriculture impossible during the Pleistocene but mandatory during the Holocene? A climate change hypothesis. *American Antiquity*, 66, 387–411.

51. 见注释4,Kelly (2013)。

52. Scott, J. C. (2017). *Against the grain: A Deep History of The Earliest States.* New Haven, CT: Yale University Press.

53. Dehaene, S., Cohen, L., Morais, J., & Kolinsky, R. (2015). Illiterate to literate: Behavioral and cerebral changes introduced by reading acquisition. *Nature Reviews. Neuroscience*, 16, 234–244.

54. Siuda-Krzywicka, K., Bola, K., Paplinska, M., Sumera, E., Jednorog, K., Marchewka, A., ... Szwed, M. (2016). Massive cortical reorganization in sighted Braille readers. *eLife*, 5, e10762.

55. Overton, M. (1996). *Agricultural Revolution in England: The Transformation of the Agrarian Economy 1500–1850*. Cambridge: Cambridge University Press; Whyte, I. D., & Whyte, K. A. (1991). *The Changing Scottish Landscape: 1500–1800*. London: Taylor & Francis.

56. Engels, F. (1845). *Condition of the Working Class in England*. Leipzig. https://www.marxists.org/archive/marx/works/download/pdf/condition-working-class-england.pdf.

57. https://en.wikipedia.org/wiki/Scottish_Agricultural_Revolution.

58. MacKay, D. J. C. (2008). *Sustainable energy—Without the Hot Air*. Cambridge: UIT Cambridge. 免费电子版链接如下:www.withouthotair.com。

59. Smith, Adam. (1776). *The Wealth of Nations*. London. https://eet.pixel-online.org/files/etranslation/original/The%20Wealth%20of%20Nations.pdf.

第六章

1. Loscalzo, J., Barabási, A.-L., & Silverman, E. K. (Eds.). (2017). *Network Medicine. Complex Systems in Human Disease and Therapeutics*. Cambridge, MA: Harvard University Press (cited in chapter 1).

2. Sterling, P., & Laughlin, S. (2015). *Principles of Neural Design*. Cambridge, MA: MIT Press.

3. 适应通常始于最快速、最廉价的路径以失活蛋白质,也就是使受体蛋白磷酸化。然后受体被内吞,数量减少——将膜表面的蛋白质收入细胞内再利用,然后较慢地替代它们。见注释2。

4. Dampney, R. A. L. (2016). Central control of cardiovascular system: Current perspectives. *Advances in Physiology Education*, 40, 283–296.

5. Harris, A. H., Gilliam, W. J., Findley, J. D., & Brady, J. V. (1973). Instrumental conditioning of large magnitude, daily, 12-hour blood pressure elevations in the baboon. *Science*, 182, 175.

Herd, J. A., Morse, W. H., Kelleher, R. T., & Jones, L. G. (1969). Arterial hypertension in the squirrel monkey during behavioral experiments. *The American Journal of Physiology*, 217, 24–29.

Forsyth, R. P. (1969). Blood pressure responses to long-term avoidance schedules in the unrestrained rhesus monkey. *Psychosomatic Medicine*, 31, 300–309.

6. Timio, M., Verdecchia, P., Venanzi, S., Gentili, S., Ronconi, M., Francucci, B., ... Bichisao, E. (1988). Age and blood pressure changes: A 20-year follow-up study in nuns in a secluded order. *Hypertension*, 2, 457–461.

7. Korner, P. I. (1995). Circulatory control and the supercontrollers. *Journal of Hypertension*, 13, 1508–1521; Schiffrin, E. L. (2012). Vascular remodeling in hypertension: Mechanisms and treatment. *Hypertension*, 59, 367–374.

8. Bulley, S., Fernández-Peña, C., Hasan, R., Leo, M. D., Muralidharan, P., Mackay, C. E., ... Jaggar, J. H. (2018). Arterial smooth muscle cell PKD2 (TRPP1) channels regulate systemic blood pressure. *eLife*, 7, 42628.

9. 肾上腺皮质有自己的平行系统,可响应交感神经信号,释放血管紧张素 II 和醛固酮。Ehrhart-Bornstein, M., Hinson, J. P., Bornstein, S. R., Scherbaum, W. A., & Vinson, G. P. (1998). Intraadrenal interactions in the regulation of adrenocortical steroidogenesis. *Endocrine Reviews*, 19, 101–143.

10. Levinthal, D. J., & Strick, P. L. (2012). The motor cortex communicates with the kidney. *The Journal of Neuroscience*, 32, 6726–6731; Dum, R. P., Levinthal, D. J., & Strick, P. L. (2016). Motor, cognitive, and affective areas of the cerebral cortex influence the adrenal medulla. *Proceedings of the National Academy of Sciences of the United States of America*, 113, 9922–9927.

11. 见注释2,Sterling and Laughlin (2015),第5章和第10章。

12. Alhadeff, A. L., & Betley, J. N.（2017）. Pass the salt: The central control of sodium intake. *Nature Neuroscience*, 20, 130–131.

Jarvie, B. C., & Palmiter, R. D.（2017）. HSD2 neurons in the hindbrain drive sodium appetite. *Nature Neuroscience*, 20, 167–169.

Matsuda, T., Hiyama, T. Y., Niimura, F., Matsusaka, T., Fukamizu, A., Kobayashi, K., ... Noda, M.（2017）. Distinct neural mechanisms for the control of thirst and salt appetite in the subfornical organ. *Nature Neuroscience*, 20, 230–241.

Resch, J. M., Fenselau, H., Madara, J. C., Wu, C., Campbell, J. N., Lyubetskaya, A., ... Lowell, B. B.（2017）. Aldosterone-sensing neurons in the NTS exhibit statedependent pacemaker activity and drive sodium appetite via synergy with angiotensin II signaling. *Neuron*, 96, 190–206.

13. Hollenberg, N. K., Martinez, G., McCullough, M., Meinking, T., Passan, D., Preston, M., ... Vicaria-Clement, M.（1997）. Aging, acculturation, salt intake, and hypertension in the Kuna of Panama. *Hypertension*, 29, 171–176.

Henry, J. P.（1988）. Stress, salt and hypertension. *Social Science & Medicine*, 26, 293–302.

Waldron, I., Nowotarski, M., Freimer, M., Henry, J. P., Post, N., & Witten, C.（1982）. Cross-cultural variation in blood pressure: A quantitative analysis of the relationships of blood pressure to cultural characteristics: Salt consumption and body weight. *Social Science & Medicine*, 16, 419–430.

Cooper, R., Rotimi, C., Ataman, S., McGee, D., Osotimehin, B., Kadiri, S., ... Wilks, R.（1997）. The prevalence of hypertension in seven populations of West African origin. *American Journal of Public Health*, 87, 160–168.

14. Leib, D. E., & Knight, Z. A.（2015）. Re-examination of dietary amino acid sensing reveals a GCN2-independent mechanism. *Cell Reports*, 13, 1081–1089.

15. Kelly, R. L.（2013）. *The Lifeways of Hunter-Gatherers: The Foraging Spectrum.* New York: Cambridge University Press.

16. Gerhart-Hines, Z., & Lazar, M. A.（2015）. Circadian metabolism in the light of evolution. *Endocrine Reviews*, 36, 289–304.

17. Dodd, G. T., Michael, N. J., Lee-Young, R. S., Mangiafico, S. P., Pryor, J. T., Munder, A. C., ... Tiganis T.（2018）. Insulin regulates POMC neuronal plasticity to control glucose metabolism. *eLife*, 7, e38704.

18. Woods, S. C., & Ramsay, D. S.（2007）. Homeostasis: Beyond Curt Richter. *Appetite*, 49, 388–398.

19. Morris, C. J., Purvis, T. E., Hua, K., & Scheer, F. A. J. L.（2016）. Circadian misalignment increases cardiovascular disease risk factors in humans. *Proceedings of the National Academy of Sciences of the United States of America*, 113, E1402–E1411. http://www.pnas.org/cgi/doi/10.1073/pnas.1516953113.

Brandt, C., Nolte, H., Henschke, S., Engström Ruud, L., Awazawa, M., Morgan, D. A., ... Brüning, J. C. (2018). Food perception primes hepatic ER homeostasis via melanocortin-dependent control of mTOR activation. *Cell*, 175, 1321–1335.

20. 见注释16。

21. Andermann, M. L., & Lowell, B. B. (2017). Toward a wiring diagram understanding of appetite control. Neuron, 95, 757–778; Sternson, S. M., & Eiselt, A.-K. (2017). Three pillars for the neural control of appetite. *Annual Review of Physiology*, 79, 401–423.

22. Grill, H. J., & Hayes, M. R. (2012). Hindbrain neurons as an essential hub in the neuroanatomically distributed control of energy balance. *Cell Metabolism*, 16, 296–309.

23. 见注释21。

24. Li, Y., Schnabl, K., Gabler, S. M., Willershäuser, M., Reber, J., Karlas, A., ... Klingenspor, M. (2018). Secretin-activated brown fat mediates prandial thermogenesis to induce satiation. *Cell*, 175, 1561–1574.

25. Kershaw, E. E., & Flier, J. S. (2004). Adipose tissue as an endocrine organ. *The Journal of Clinical Endocrinology and Metabolism*, 89, 2548–2556.

26. Mera, P., Ferron, M., & Mosialou, I. (2018). Regulation of energy metabolism by bone-derived hormones. *Cold Spring Harbor Perspectives in Medicine*, 8.

27. The GBD 2015 Obesity Collaborators (2017). Health effects of overweight and obesity in 195 countries over 25 years. *New England Journal of Medicine*, 377, 13–27.

28. Stamatakis, E., Wardle, J., & Cole, T. J. (2010). Childhood obesity and overweight revalence trends in England: Evidence for growing socioeconomic disparities. *International Journal of Obesity*, 34, 41–47.

29. Ogden, C. L., Lamb, M. M., Carroll, M. D., & Flegal, K. M. (2010). Obesity and socioeconomic status in adults: United States, 2005–2008. *NCHS Data Brief*, 50, 1–8.

30. Scott, K. A., Melhorn, S. J., & Sakai, R. R. (2012). Effects of chronic social stress on obesity. *Current Obesity Reports*, 1, 16–25.

31. Kelly (2013), op. cit.; Hooper, P. L., Demps, K., Gurven, M., Gerkey, D., & Kaplan, H. S. (2015). Skills, division of labour and economies of scale among Amazonian hunters and South Indian honey collectors. *Philosophical Transactions of the Royal Society*, 370.

32. 见注释27。

33. Musselman, L. P., Fink, J. L., Narzinski, K., Ramachandran, P. V., Hathiramani, S. S., Cagan, R. L., & Baranski, T. J. (2011). A high-sugar diet produces obesity and insulin resistance in wild-type drosophila. *Disease Models & Mechanisms*, 4, 842–849.

34. 见注释19,Brandt et al. (2018)。

35. do Carmo, J. M., da Silva, A. A., Wang, Z., Fang, T., Aberdein, N., de Lara Rodriguez, C. E., & Hall, J. E. (2016). Obesity-induced hypertension: Brain dignaling pathways. *Current Hypertension Reports*, 18, 58.

Mark, A. L. (2013). Selective leptin resistance revisited. *American Journal of Regulatory Integrative and Comparative Physiology*, 305, R566−R581.

36. Zhang, X., Wang, J., Li, J., Yu, Y., & Song, Y. (2018). A positive association between dietary sodium intake and obesity and central obesity: Results from the National Health and Nutrition Examination Survey 1999−2006. *Nutrition Research*, 55.

37. Kleinridders, A., Ferris, H. A., Cai, W., & Kahn, C. R. (2014). Insulin action in brain regulates systemic metabolism and brain function. *Diabetes*, 63, 2232−2243.

Gao, H., Molinas, A. J. R., Miyata, X. K., Qiao, X., & Zsombok, A. (2017). Overactivity of liver-related neurons in the paraventricular nucleus of the hypothalamus: Electrophysiological findings in db/db mice. *Journal of Neuroscience*, 37, 11140−11150.

38. Wang, Z., do Carmo, J. M., Aberdein, N., Zhou, X., Williams, J. M., da Silva, A. A., Hall, J. E. (2017). Synergistic interaction of hypertension and diabetes in promoting kidney injury and the role of endoplasmic reticulum stress. *Hypertension*, 69, 879−891.

39. Peters, A., McEwen, B. S., & Friston, K. (2017). Uncertainty and stress: Why it causes diseases and how it is mastered by the brain. *Progress in Neurobiology*, 156, 164−188.

Koob, G. F., & Schulkin, J. (2018). Addiction and stress: An allostatic view. *Neuroscience and Biobehavioral Reviews*, 2, S0149−7634:30218−5.

Sapolsky, R. M. (2017). *Behave: The Biology of Humans at Our Best and Worst*. New York: Random House.

读者应该注意到我几乎没有提及下丘脑对垂体前叶的控制,这是内分泌调节的一个主轴。这个通路对健康和"应变调控载荷"极为重要,它已经被前面提及的麦克尤恩(McEwen)、舒尔金(Schulkin)和萨波尔斯基(Sapolsky)等人描述了。

40. Ulrich-Lai, Y. M., Christiansen, A. M., Ostrander, M. M., Jones, A. A., Jones, K. R., Choi, D. C., ... Herman, J. P. (2010). Pleasurable behaviors reduce stress via brain reward pathways. *Proceedings of the National Academy of Sciences of the United States of America*, 107, 20529−20534.

41. Shohat-Ophir, G., Kaun, K. R., Azanchi, R., Mohammed, H., & Heberlein, U. (2012). Sexual experience affects ethanol intake in *Drosophila* through neuropeptide F. *Science*, 335, 1351−1355.

42. 下文对药物治疗高血压的描述,总结了很多已经发表的研究,且能通过浏览各个网站确认,来自:Web MD,梅奥诊所,克利夫兰诊所,英国国家健康服务体系,等等。Web MD网站包含对非裔美国人年轻时高血压患病率是白人的两倍的特别警示,认为前者可能在遗传上对盐更敏感——尽管几十年的证据证伪了这个概念[见注释13,Cooper et al. (1997)]。Web MD没有警示非裔美国人DWB(黑人开车)的危险。

43. Ziauddeen, H., Chamberlain, S. R., Nathan, P. J., Koch, A., Maltby, K., Bush, M., ... Bullmore, E. T. (2013). Effects of the mu-opioid receptor antagonist GSK1521498 on hedonic and consummatory eating behaviour: A proof of mechanism study in binge-eating obese subjects. *Molecular Psychiatry*, 18, 1287–1293.

44. Apovian, C. M. (2016). Naltrexone/bupropion for the treatment of obesity and obesity with type 2 diabetes. *Future Cardiology*, 12, 129–138.

45. Vallon, V., & Thomson, S. C. (2017). Targeting renal glucose reabsorption to treat hyperglycemia: The pleiotropic effects of SGLT2 inhibition. *Diabetologia*, 60, 215–225.

46. Liu, D. M., Mosialou, I., & Liu, J. M. (2018). Bone: Another potential target to treat, prevent and predict diabetes. *Diabetes, Obesity, & Metabolism*, 8, 1817–1828.

47. Pascoli, V., Hiver, A., Van Zessen, R., Loureiro, M., Achargui, R., Harada, M., ... Lüscher, C. (2018). Stochastic synaptic plasticity underlying compulsion in a model of addiction. *Nature*, 564, 366–371; Janak P. (2018). Brain circuits of compulsive addiction. *Nature*, 564, 349–350.

48. Sexton, C. E., Ebbert, M. T. W., Miller, R. H., Ferrel, M., Tschanz, J. A. T., Corcoran, C. D., ... Kauwe J. S. K. (2018). Common DNA variants accurately rank an individual of extreme height. *International Journal of Genomics*, 2018, 5121540.

49. Gintis, H., Bowles, S., Boyd, R., & Fehr, E. (Eds.). (2005). *Moral Sentiments and Material Interests: The Foundations of Cooperation in Economic Life*. Cambridge, MA: MIT Press; Ruff, C. C., & Fehr, E. (2014). The neurobiology of rewards and values in social decision making. *Nature Reviews. Neuroscience*, 15, 549–562.

50. Nesse, R. M., & Williams, G. C. (1996). *Why We Get Sick*. New York: Vintage; Stearns, S. C., &Medzhitov, R. (2015). *Evolutionary Medicine*. Sunderland: Sinauer Associates.

51. Tamminga, C. A., Pearlson, G., Keshavan, M., Sweeney, J., Clementz, B., & Thaker, G. (2014). Bipolar and schizophrenia network for intermediate phenotypes: Outcomes across the psychosis continuum. *Schizophrenia Bulletin*, 40(Suppl. 2), S131–S137.

52. International Schizophrenia Consortium: Purcell, S. M., Wray, N. R., Stone J. L., Visscher, P. M., O'Donovan, M. C., Sullivan, P. F. ... Sklar, P. (2009). Common polygenic variation contributes to risk of schizophrenia and bipolar disorder. *Nature*, 460, 748–752.

Goes, F. S., Pirooznia, M., Parla, J. S., Kramer, M., Ghiban, E., Mavruk, S., ... Potash, J. B. (2016). Exome sequencing of familial bipolar disorder. *JAMA Psychiatry*, 73, 590–597.

The Brainstorm Consortium. (2018). Analysis of shared heritability in common disorders of the brain. *Science*, 360, eaap8757.

Sullivan, P. F., & Geschwind, D. H.（2019）. Defining the genetic, genomic, cellular, and diagnostic architectures of psychiatric disorders. *Cell*, 177, 162–183.

53. Kandel, E. R.（2018）. *The Disordered Mind*. New York: Farrar, Straus and Giroux.

54. Schaefer, J. D., Caspi, A., Belsky, D. W., Harrington, H., Houts, R., Horwood, L. J., ... Moffitt, T. E.（2017）. Enduring mental health: Prevalence and prediction. *Journal of Abnormal Psychology*, 126, 212–224.

55. Sterling, P.（2014）. Homeostasis vs allostasis: Implications for brain function and mental disorders. *JAMA Psychiatry*, 71, 1192–1193.

56. Tuke, S.（1813）. *Description of the Retreat*. Reprinted in 1964 with introduction by R. Hunter & I. Macalpine. London: Dawsons of Pall Mall.

Bockhoven J. S.（1956）. Moral treatment in American psychiatry. *The Journal of Nervous and Mental Disease*, 124, 292–321.

Grob, G. N.（1966）. *The State and the Mentally Ill: A History of Worcester State Hospital in Massachusetts, 1830–1920*. Chapel Hill: University of North Carolina Press.

57. Greenblatt, M., York, R. H., & Brown, E. L.（1955）. *From Custodial to Therapeutic Patient Care in Mental Hospitals: Exploration in Social Treatment*. New York: Russell Sage Foundation.

58. Sterling, P.（1978）. Ethics and effectiveness of psychosurgery. In J. P. Brady & H. K. H. Brodie（Eds.）, *Controversies in Psychiatry*（pp. 126–160）. Philadelphia, PA: Saunders; Valenstein, E. S.（1986）. *Great and Desperate Cures: The Rise and Decline of Psychosurgery and Other Radical Treatments for Mental Illness*. New York: Basic Books.

59. Sterling, P.（1979, December 8）. Psychiatry's drug addiction. *The New Republic*, pp. 14–18.

第七章

1. Translation by Robert Alter（1996）. New York: Norton.

2. Carpenter, R. H. S.（2004）. Homeostasis: A plea for a unified approach. *Advances in Physiology Education*, 28, 180–187.

3. 我们的原始论文将应变稳态作为"新范式"。30年后，这个范式依然是新的。比如，主流观点的汇编——坎德尔（Kandel）及其同事编著的《神经科学原理》（*Principles of Neuroscience*），并未将下丘脑及自主神经系统置于脑功能的中心，而是在第47章（第1056页）才介绍了一下；除了内稳态，并未提及预测控制，或"巢式内稳态"，或应变稳态。

4. Purzychi, B. G., Henrich, J., Apicella, C., Atkinson, Q. D., Baimel, A., Cohen, E., ... Norenzayan, A.（2017）. The evolution of religion and morality: A synthesis of ethnographic and experimental evidence from eight societies. *Religion, Brain, and Behavior*.

http://dx.doi.org/10.1080/2153599X.2016.1267027.

5. Lambert, K. G. (2006). Rising rates of depression in today's society: Consideration of the role of effort-based rewards and enhanced resilience in day-to-day functioning. *Neuroscience and Biobehavioral Reviews*, 30, 497–510.

6. Sterling, P. (2016, February). Why we abandon a life of small pleasures. Author's Response to "Why we consume: Neural design and sustainability." Great Transition Initiative. http://www.greattransition.org/commentary/author-response-why-we-consume.

7. https://en.wikipedia.org/wiki/Milton_H._Erickson.

8. Wilkinson, Richard, & Pickett, K. (2010). *The Spirit Level: Why Greater Equality Makes Societies Stronger*. New York: Bloomsbury Press.

9. Pinker, S. (2018). *Enlightenment Now: The Case for Reason, Science, Humanism and Progress*. New York: Penguin Random House, 100–101.

平克(Pinker)歪曲并夸大了威尔金森(Wilkinson)和皮克特(Pickett)的《精神水平》(*The Spirit Level*)的温和推理,称其为"新左派的万物理论"并指责作者为证明观点选择数据。他指控他们"从一团相关性跳跃到一个单因解释"。事实上,这些作者仔细地解释了他们的数据选择,也没有呈现对一切的解释。更重要的是,作为杰出的流行病学家,虽然他们认同一个单个相关并不证明因果,但他们同样了解对相同参数的**多重**、**强烈**相关下,一个因果的假设可能是个好的起点。对于平克所有的抱怨,在他们书的末尾都作出了耐心的解释。

达尔文面对过同样类型的批评。在《物种起源》收尾时,达尔文实际上在说,是的,你也许可以用假设特别创造解释这个或那个特征,但归总在一起,最合理的假设是这是通过自然选择的有变更的传代。

10. Brosnan, S. F., & De Waal, F. B. (2003). Monkeys reject unequal pay. *Nature*, 425, 297–299.

11. Brosnan, S. F., & de Waal, F. B. (2014). Evolution of responses to (un) fairness. *Science*, 346, 1251776.

12. Ruff, C. C., & Fehr, E. (2014). The neurobiology of rewards and values in social decision making. *Nature Reviews. Neuroscience*, 15, 549–562.

13. Nathans, J., & Sterling, P. (2016). How scientists can reduce their carbon footprint. *eLife*, 5, e15928.

14. Matthiessen, P. (1965). *At Play in the Fields of the Lord*. New York: Random House; Matthiessen, P. (1978). *The Snow Leopard*. New York: Viking.

15. Sterling, P. (2014). Homeostasis vs allostasis: Implications for brain function and mental disorders. *JAMA Psychiatry*, 71, 1192–1193.

16. He, Z., Gao, Y., Alhadeff, A. L., Castorena, C. M., Huang, Y., Lieu, L., ... Williams, K. W. (2018). Cellular and synaptic reorganization of arcuate NPY/AgRP and POMC neurons after exercise. *Molecular Metabolism*, 18, 107–119.

Schulkin, J., & Sterling, P. (2019). Allostasis: A brain-centered, predictive model of physiological regulation. *Trends in Neurosciences*, 42. DOI 10.1016/j.tins.2019.07.010.

译后记

本是后山人，偶做前堂客，

醉舞经阁半卷书，坐井说天阔。

大志戏功名，海斗量福祸，

论到囊中羞涩时，怒指乾坤错。

欲游山河十万里，伴吾共蹉跎。

酒杯空，灯花落，夜无眠，独高歌，

阅遍天下人无数，知音有几个？

这是清朝丁元英的《卜算子·自嘲》，抄录于此是因为非常符合我退休前后的心态，作为本次译作的题词，也蛮贴切。

彼得·斯特林教授是我研究视网膜的同行，是前辈，研究生时读过他用电子显微镜重构双极细胞环路的系列论文，印象深刻。其实我们之间的个人关系不算太密切，也就是学术会议上的交流和切磋，可能还有在佛蒙特的FASEB会议夜场结束后，在地下室里喝过酒，打过乒乓球。最密切的一次接触是我回国后，于2002年参加了为金子章道（Akimichi Kaneko）教授退休在东京举行的学术研讨会，会后我把八成左右的与会者请到上海，复刻了一个视觉研讨会，彼得是与会者之一。某个晚上，我请报告人到金茂大厦的酒吧喝酒、聊天，观赏上海夜景——

改革开放20多年,浦东开发十多年,上海的变化翻天覆地。彼得就坐在我和太太旁边,那可能是我们聊得最多的一次。我们惊叹于他的共产主义意识以及他对中国的兴趣。他14岁时——那还是麦卡锡(Joseph McCarthy)在美国抓捕共产党的时代——就读了斯诺(Edgar Snow)的《红星照耀中国》,还在学校的社会历史课上作了相关的报告,可能惊吓到了老师。之后听说了他从宾夕法尼亚大学退休后去巴拿马买了个农场种柑橘和橄榄,把盈利都分给了当地人,开始实践他的共产主义理想,令人钦佩。

2023年1月底,我突然收到彼得的邮件,说他写了本书 *What is Health*,2020年出版了,还翻译成了西班牙文,反响很不错。他问我是否能找人译成中文在中国出版。那时我正在考虑自己的退休计划,觉得也许可以作为我退休后的第一个项目。于是我用了一个月时间,认真通读了一遍,觉得书中确实有不少打破传统思维的观点,尤其是在新冠肆虐全球之后,这些观点值得大家一起了解,深入思辨。但我从没出过书,观念还停留在以前道听途说的出版社因为考虑盈利,所以会要求作者和译者包销一个较大的数量才能出书。我没抱什么希望,只是觉得应该给朋友一个交代,便联系了上海科技教育出版社。惊喜的是出版社非常感兴趣,并将此书列入其品牌项目"哲人石丛书"中出版。

接下来是10个月每天两三个小时的翻译,虽然辛苦,但也享受。因为这不是简单的翻译,而是批判性地理解作者观点,再加以表述。还有神经科学之外的知识也需理解,比如我只知道莱布尼茨的微积分,但书中介绍的是莱布尼茨的哲学观点。

我比较老派,译稿需要用钢笔写在纸上。翻译完成之后又花了两个月将译稿全文输入并做了校对。在这期间,我请学生帮忙,用ChatGPT翻译了一遍作为参考。发现在翻译这件事情上,人工智能确实已经达到了很高的水平,故有多处借鉴了GPT的翻译。不过,GPT翻译的错误或不准确之处也不罕见。比如，GPT似乎不知道work在物理学上叫作"功"，甚至有时会扯出一段看似相关，但其实根本不是原文的内容——需要付费的更高版本可能会更好些。总的感觉是，翻译需要智人的时间已经不多了，这大概是智人还能超越人工智能的末班车了。

签了翻译合同，就请求杨雄里院士和罗敏敏教授在我翻译完之后能赐个序，两位都欣然允诺。而且在我发去了拙作之后的几天之内，就收到了他们的回复。敏敏的博士就读于宾夕法尼亚大学，还在彼得的实验室实习过，所以他和彼得的关系比我要密切许多。因此，从敏敏的序中，读者可以更深入、全面地了解原作的作者，了解其为人处世、治学态度和培养学生的方式。希望这能让读者有更大兴趣阅读译作。杨老师不愧为国内屈指可数的、能让我服气的大家，如椽大笔信手拈来就是点睛之作。总结之精辟，文字之考究，为拙作增色许多。不仅如此，本书的书名，就来自杨老师的序。签合同之前，担心翻译水平不行有辱"哲人石丛书"的清誉，我翻译了一段样稿给出版社。没有太过琢磨，就把题目直接译成"什么是健康"。拜读杨老师序的最后一段，杨老师说，何谓健康，未有定论，可以讨论，各抒己见。顿时醍醐灌顶，"何谓健康"，比我的直译，至少在翻译三要素的"雅"上，高出几个段位。于是立刻征得杨老师同意，将译作书名改成"何谓健康"。对师长好友的鼎力支持，不胜感激，也祈望拙作可以不负厚爱。

正如杨老师在序中指出，"阅读本书可能会是一场不轻松的挑战，而非闲暇时的消遣"，我本人也是在翻译后的修改中品出了更多味道。下面我试图总结一下各章重点，梳理一下本书逻辑，希望能帮助读者理解作者的论点，对健康的概念作出自己的思辨。对本书的透彻理解，可能需要比较深入的分子、细胞和神经生物学知识，尤其是第一、第二、第三及第四章的前半部分，但非生物医学专业的读者，可能不必太过纠结于技术细节，只要通过作者列举的事件，理解作者的观点。

作者提出了人类设计的四个纪元,也就是单细胞、多细胞、哺乳动物和灵长类。细胞的出现是一个无法想象的事件,之后的30亿年,从原核细胞到真核细胞,演化优化了基因编码、蛋白质功能、细胞化学和生理,以及真核细胞细胞器的功能,使细胞内的生理和生化臻于完美。在单细胞水平,已经出现了应变稳态,比如蓝细菌用时钟控制DNA合成的节律。

随后单细胞组成了多细胞,出现了两侧对称,有了首尾两端,需要身体布局和不同器官的特化,需要细胞之间的交流。为了不同器官之间的协调,以及动物对环境变化的反应,需要总指挥,于是大脑责无旁贷地承担了这个功能,最早的多细胞生物的神经系统就具备了学习记忆能力。这是第二纪元的最重要遗产。

当多细胞动物成为哺乳动物,演化出了内温性和哺乳时,化学反应速度提升,生命的脚步明显加快,各系统之间的相互关系更加复杂,于是对控制中心大脑提出了更高的要求,而哺乳为出生早期大脑发育提供了条件。哺乳动物具备了在更大时空范围内获取更多食物的能力,也具备了更高效利用食物的能力,能够适应地球上的任何生境。

在前三个纪元的基础上,灵长类巨额投资了大脑,尤其是视觉系统,以更多、更快地获取和处理长距离信息。而智人更是疯狂投资大脑,达到了恒河猴的14倍,使可以特化到不同计算中的皮层区域数量大幅增加,并通过将两个半球之间的对应区域特化到不同的计算中,将单个大脑的计算容量推到了极限。但智人并未停止扩张计算容量,而是通过降低某些个体的某些计算能力,为提升另一些计算能力留出空间,最终在群体水平扩张计算容量。这成就了智人的极端个性化和极端社会化的特性。这是智人成为一个如此强大物种的原因,可能也是智人个体遭受很多困扰的根源。

通过对比猎摘生活和现代生活,作者将矛头指向了现代生活方式。

猎摘人狩猎和采摘过程中，经常性的收获，在学习和训练与生活直接相关技能时的提升，以及生活资料的分享，都带来了日常频繁的多巴胺小脉冲，也就是小满足感，这维系着我们的心智健全。自农业革命后，智人技能类型下降，分享需求减少，使正向奖励预测误差（实际情况好于预期）出现的频次下降，在工业革命后则断崖式下跌。这导致很多人陷入绝望，并努力通过外源途径补偿多巴胺释放，于是带来药物滥用、超量饮食、酗酒和过度消费等，与此同时，"绝望之死"人数的不断上升令人胆战心惊。

在论证了每个系统、每个器官、每个细胞、每个过程都经过长期演化的最优化之后，作者指出，智人在前四个纪元的基础上进一步扩大信息收集和储存能力，尤其是巨额投资了大脑，并在穷尽了个体大脑的特化后，开始在种群水平特化，造就了极端的个性化。而种群的成功需要被特化的大脑们，也就是"专家们"的深度融合，即极端的社会化。这个根本冲突，暗藏了智人很多困扰的原因。作者讨论了高血压和肥胖的成因及目前干预方式的局限，认为归根结底是概念上的问题。目前主流的内稳态模型，倾向于在最低水平（分子水平）干预，捍卫每个检验参数的恒定。然而，由于生物系统的特殊性和大脑控制的全能性，针对某一环路的干预会因大脑绕行其他环路趋于无效。针对越来越多环路的干预，最终虽然捍卫了参数，但大幅缩减了系统的响应能力。因此作者提出，从全局考虑、应变稳态，即维持系统最大的响应能力，而不是一系列检验参数的恒定，才应该是健康的正确概念。

最后，作者提出了一些解决问题的建议，小到多动症，大到全球环境。作者用美国民权运动在20年内取得的成就，使非裔美国人的待遇出现翻天覆地的变化来坚定大家的信心。虽然我本人对这些建议的可操作性存在较大的疑问，但这并不妨碍我们对健康是什么的思考。有一条书评和我的感受强烈共鸣：此后，你绝不会再用同样的目光看待成瘾和肥胖等问题!

何谓健康,见仁见智,希望本书能促发你的思考。即使大环境暂时无法改变,我们也可以经常穿上运动鞋,下楼跑跑或走走。我们可以努力发现自己的天赋,并经常训练提升,让生活中多一些多巴胺小脉冲,多一些快乐和满足。

最后,祝每个读者努力思辨健康,讨论健康,促进健康,普及健康,并收获健康!

何士刚

2024年4月18日

图书在版编目(CIP)数据

何谓健康：大脑如何影响高血压、肥胖和成瘾 /
(美)彼得·斯特林(Peter Sterling)著；何士刚译. -- 上
海：上海科技教育出版社，2024.12. --（哲人石丛
书）. -- ISBN 978-7-5428-8248-6

Ⅰ. R161-49

中国国家版本馆 CIP 数据核字第 2024CD2637 号

责任编辑　伍慧玲
装帧设计　李梦雪

HE WEI JIANKANG

何谓健康——大脑如何影响高血压、肥胖和成瘾
[美]彼得·斯特林　著
何士刚　译

出版发行　上海科技教育出版社有限公司
　　　　　（上海市闵行区号景路159弄A座8楼　邮政编码201101）
网　　址　www.sste.com　www.ewen.co
经　　销　各地新华书店
印　　刷　常熟市文化印刷有限公司
开　　本　720×1000　1/16
印　　张　16.5
版　　次　2024年12月第1版
印　　次　2024年12月第1次印刷
书　　号　ISBN 978-7-5428-8248-6/N·1228
图　　字　09-2023-0587号
定　　价　68.00元